揺らぐ反骨

目次

プロローグ

全身に、ふてぶてしさを纏《まと》った、その男の姿を初めて目にしたのは10年以上も前のことになる。

東京都医師会（都医）の役員選挙を2ヵ月後に控えた、2011年2月6日のことだった。会長に立候補する野中博陣営の選挙対策本部のパーティーが開かれていた。派手さを嫌う野中らしく、御茶ノ水にある老舗ホテルの、さほど広くない一室での集まりだ。温厚で信念の人と呼ばれる野中が、自分の片腕として選んだ陣営の副会長候補が、その男だった。

壇上の野中が選挙戦に向けての抱負を話し終えると、マイクの前に進み出た。

胸をそっくり返し、ゆっくりとした足取りで壇の中央に向かう。口ひげをたくわえた面構えは、芸能事務所の「悪役商会」にいてもおかしくない厳《いか》つさを湛えている。悠然と周囲を見渡しながらマイクを握ると、一瞬、会場の空気が張り詰めたのを覚えている。そして、会長候補の野中の応援スピーチを始めた。

「（野中は）けっして派手なことは言いませんし、器用なこともありません。だが、人の話をよく聞いてくれて、確実に仕事をこなしていく。私もいろんな人を見てまいりましたが、野中先生が当選できなければ、東京都医師会は再生しません」

陣営の会長候補に向かって「派手さもなく、器用でもない」とは少々失礼ではあるが、苦虫を噛み潰したような表情から発せられる自信に満ちた弁舌は、聴衆の心をつかんでいく。インパクトの強いキーワードを繰り出しながらの堂々たる話術だ。会場の視線を一身に集めるオーラを放ちながら、スピーチを終えた男は悠然とマイクを離れた。

私は初めて見る、この男の鷹揚な態度に、医師会に特有の高慢なものを感じた。野中の謙虚さと比べると、どちらが会長候補かわからないほどの大物ぶりだ。

言い方は悪いが、偉そうなのである。

尾崎治夫。当時、59歳。

このときの尾崎の印象は、私のなかでは最悪のものだった。

04年から日本医師会（日医）の動向を追っていた私は、日医や数々の地方医師会の役員選挙を取材してきた。どの候補者もほぼ１００％、お決まりのフレーズを繰り返す。

「国民医療を守る」

彼らの口からこのフレーズを聞くたびに、しらけた思いが込み上げてくる。「国民医療」を叫びながら、それを妨げてきたのも日医であることを、私は知っているからだ。

患者にカルテを公開する「カルテ開示」に長らく反対してきたのも日医だし、いまでは当たり前のように手渡される診療内容を記した診療報酬明細書（レセプト）の発行にも反対してきた。最近でこそ街のあちこちに置かれ、多くの心停止患者の蘇生に貢献している自動体外式除細動器（ＡＥＤ）を、一般の人が使用することにも反対していた。医療の根幹をなすインフォームド・コンセントの法制化にさえ、長らく抵抗してきた。「国民医療」を標榜しながら、結局は医師、とくに開業医の利益や権益を守ることを、なにより優先してきたのが日医だった。

表と裏の顔。そこに生じる矛盾を覆い隠してきたのが、日医の不遜な態度だ。尾崎をその容姿や振る舞いだけで判断することはフェアではないが、そのときの尾崎のふてぶてしさに、医師会に共通する傲慢な匂いを強く感じた。

会長候補の野中は、かつて医師会の全国組織である日医の常任理事を務めた実力者だ。医師会を本来あるべき組織に変えたいとの思いを持ち続けてきた、数少ない幹部のひとりであった。東京・台東区でクリニックを開業する野中は、地域医療のあり方を模索し続け、病院と開業医の連携を唱えてきた。「国民のための医師会」を実現するために真摯に取り組んできた良識的な野中が、なぜ尾崎を副会長候補に据えたのか。そんな疑問を、野中本人にぶつけたことがある。

すぐに返事が返ってきた。

「あなたは知らないかもしれないが、彼はその医師会の悪しき部分を変えてくれる男だと思っている」

野中はこの役員選挙で1票差で勝利し、同時に尾崎も副会長に当選した。だが野中は3期目の途中で病気を患い退任する。15年7月、代わって会長に就任したのが尾崎だった。野中はその4年後、帰らぬ人となる。

私が尾崎の真価を見極めることができたのは、彼を初めて目にしてから9年後になる。日本では20年初頭から吹き荒れた、新型コロナウイルスのパンデミックの最中だった。日本の中心であり、コロナウイルスがもっとも猛威をふるった東京の医療の舵取りに、尾崎は翻弄されていた。

未知のウイルスによるパンデミック対策には、絶対的な正解はない。ウイルスにどの程度の伝播力（感染性）があって、病原性の強弱さえわからない。パンデミック初期には専門家らが手探りで世界中の知見を集め、国内の感染状況を追ったデータを分析・評価しながら最善策を摸索する。その専門家の意見を聞いたうえで、最終的には政治が道筋を決めていく。その対策が正しいのか、間違っているのかの評価は、後世の判断に委ねるしかない。尾崎は正解のないパンデミック対策の間を漂流しながら、ときに政府の煮え切らない対応に苛立ちを募らせていた。盟友とうたわれた都知事の小池百合子にさえ、苦言を呈することもあった。

尾崎のコロナ禍での軌跡を振り返ってみると、むしろ彼の思い通りにならないことのほうが多かったかもしれない。私自身、ときに尾崎の言動に違和感を抱いたこともある。それでも3年にわたって彼の取材を続けてきたのは、医師の使命とはかけ離れた野卑な闇を抱える医師会の流儀に、必死に抵抗しているように見えたからだ。歪んだ特権意識や権威が、日本の医療の悲劇につながっていることを尾崎は知っている。医師会という組織に限界を感じながら、都民のためになる医療との狭間でジレンマに立たされている彼は、まるで殉教者のようだった。少なくとも、私には、そう見えた。

新型コロナウイルスによるパンデミックを、尾崎という男を通して描いてみると、あるべき医療の姿に、新たな視点が加わるような気がする。

現場へ来い！

第1波（ピークは4月17日・206人）

◆41人ショック

中国・武漢でなぞの新型肺炎が武漢市当局の正式な発表で明かされたのは、19年12月31日の午後だった。朝日新聞デジタルは、同日付の午後9時42分、「27人の症例が確認され、うち7人が重体」と報じ、「患者の多くは市内中心部の海鮮市場の店主らで、発熱や呼吸困難などの症状を訴えている」と発表内容を紹介している。

この原因ウイルスは新型のコロナウイルスであることを中国当局が公表したのは、年明けの1月9日になる。同じコロナウイルスでも、03年に流行したSARS（重症急性呼吸器症候群）や、12年のMARS（中東呼吸器症候群）とは種類の違うコロナウイルスだ。

日本で初の感染者は、年の明けた1月15日、武漢から帰国した日本在住の中国人男性だった。29日には、武漢にいる在留邦人の政府チャーター便による帰国が始まり、政府は31日から武漢のある湖北省からの入国を制限する水際対策を始める。一方、2月3日には、感染者が出た大型クルーズ船ダイヤモンド・プリンセスが横浜港に寄港した。海外では2月下旬からイタリアで、3月初旬には米国でも爆発的な勢いで感染者数が増加する。欧米の医療現場は混乱を極めていく。

◇

尾崎家では、朝食を用意するのは照代の役割だ。食卓に並べるめどがついたら、尾崎に声がかかる。

「用意できてる？」

その声を合図に、尾崎はカップを持って廊下に出る。特別に広くつくった洗面所の一角に据えられた大型冷蔵庫の上にあるメーカーで、コーヒーと紅茶を入れる。照代は、日に5～6杯は飲むコーヒー党だ。風体からすると苦み走った尾崎こそがコーヒー党に見えるが、実際は逆らしい。

家事全般は照代に任せている尾崎だが、ゴミ出しだけは自分の役割と心得ている。燃えるゴミが回収される月曜と木曜の朝には、ゴミ袋が照代から手渡される。その袋を持ってトイレからリビングを回ってゴミを集める。郵便物を選別して雑誌などを除き、玄関わきのゴミ置き場に出す。かなり以前から続く尾崎家の習慣だ。

春にはサクラの名所となる公園にほど近い都内の閑静な住宅街に、尾崎の住む瀟洒《しょうしゃ》な一軒家がある。敷地だけで200坪以上はあるというが、周囲の家屋もそれなりに大構えだから、とくに豪邸という印象はない。

98年に建てられた当時、なにごとにも「お仕着せ」を嫌う尾崎は、業者から提案されたトイレと浴室が気に入らなかった。いくつかの住宅展示場も見に行ったが、どれもこじんまりしていて納得がいかない。ゆっくりくつろぐスペースを、せせこましくしたくなかったからだ。完成した特注の浴室とトイレは、通常の3倍以上の広さになった。トイレだけでも2メートル四方はある。風呂場も孫たちがみんな一緒に入れるくらい広い。

照代は順天堂大学の同窓というから、かれこれ50年の付き合いだ。尾崎が都医の会長になってからも、ふたりは毎朝、ここから東久留米市内のクリニックに通っている。尾崎は、午前中の診察を終えると、午後は照代に任せて迎えの車で御茶ノ水駅近くの都医に向かう。

尾崎がタブレット端末でニュースに目を通すのはこのときだ。スマホでは字が小さくて読みにくいから、このタブレットはけっして手放すことができない貴重な情報源だ。大手新聞のデジタル版やネットニュース、医師向けの情報サイトにも目を配る。個別の論文までたどることはまれだが、意味のある論文は医療専門サイトでも取り上げられる。主なコロナ関連本にも目を通しているから、トレンドは理解しているつもりだ。

尾崎はこういった情報をもとに次のシナリオを練っていく。政府の専門家組織の議論に目を配り、信頼する都医副会長らの意見を聞きながら感染対策の方針を決めていく。

1月には武漢の医療機関の様子が、動画でネット配信されていた。パニックに陥った看護師が泣き叫ぶ様子や、憔悴し切った表情で医療資源の不足を訴える医師の悲痛な呼びかけも、動画で目にすることができた。だが尾崎にとっては、まだ対岸の火事だった。3月に入っても、日本の感染者数は、欧米などと比べても極端に少ない。

武漢から政府のチャーター便で帰国した邦人は、千葉県内のホテルの協力で、きちんと隔離することができたし、大型クルーズ船の混乱もなんとか乗り切れそうだ。むしろこれらの対応は日本にとってよい予行演習になったのかもしれないと、のんきな声も聞こえてくる。ところが2月下旬以降、欧米が感染の渦に巻き込まれていく。フランスにいる日本人の友人が、Ｆａｃｅｂｏｏｋ（ＦＢ）のメッセージ機能を使って連絡をしてくるようになった。

「日本ものんびりしていたら欧州のようになるぞ」

確かにイタリアや米国での医療崩壊は深刻なようだ。米国にいる尾﨑の順天堂大学の後輩が、ボランティアで病院に駆けつけて感染者の治療に当たっていることを知る。欧米がこんな事態に陥るとは、にわかに信じられなかった。日本が同じような状況に立たされたら、と想像するだけでゾッとした。武漢のときにはなかった〝胸騒ぎ〟を覚えた。

尾﨑が絶対的な信頼を置く3人の副会長のうちのひとり、猪口正孝も同じように感じていた。東京都病院協会の会長を兼務する猪口は、11年の東日本大震災時には被災地を巡って医療の提供から復興に至るまでかかわり続けた経験がある。東京には当時3人しかいない都災害医療コーディネーターのひとりに任命されている。

猪口は、武漢からの帰国者の対応や、大型クルーズ船に医師を派遣する業務も担った。そもそも日本には感染症の専門医が少ない。いわば専門外の医療チームを感染の震源地である客船に送り込むことに、申し訳ない気持ちでいっぱいになった。最終的には船内の感染者は７００

人を超え、死者も13人に達した。「これは生半可な対応では防ぎきれないぞ」。猪口は、そう考えを改めた。

だが、日本本土への差し迫った脅威は、まだ実感していなかった。2月中旬に起きた東京の屋形船でのクラスターや、「さっぽろ雪まつり」をきっかけに拡大した北海道の感染連鎖も、大阪でのライブハウスで起きたクラスターも、なんとか収まりそうだ。猪口は「クラスターを追っていけば、抑えられるのではないか」という手応えを感じていた。とくに日本は手洗いやマスク着用など衛生意識が高い。欧米のような感染爆発は起きないのではないかと。

その楽観論が瓦解したのが3月25日だった。

この日の新聞各紙の朝刊は「オリンピックの延期」で埋め尽くされていた。前日夜に首相の安倍晋三と国際五輪委員会会長のトーマス・バッハが電話会談して、「1年程度の延期」が決まったのだ。そして、この日の午後、東京都の感染者数が発表された。

「41人」

その5日前からの感染者数を順に並べると、11人、7人、3人、16人、18人（当時の集計）で推移していたのが、一気に増えている。いま（22年12月）になってみれば、微々たる感染者数だが、当時は、崩壊した欧米の医療現場のショッキングな動画が生々しく蘇るほどの衝撃だった。今後、どれだけ増えていくのか。欧米のような悲劇を招くのか。未知のウイルスへの恐怖が突きつけられ、だれもが不安に陥った。

確かに都民には気の緩みがあった。この年の東京のサクラは、3月22日に満開を迎えている。おまけに20日からは3連休だ。悪い条件は重なるもので、3月2日から続けられていた全国小中高校への一斉休校の要請を延長しないことが、20日に明らかになる。その強い措置が解除されたことが「もう大丈夫なんだ」という都民の油断につながり、連休中の街は人出でにぎわった。専門家会議の注意喚起によってサクラの下での宴会こそ抑えられたが、この時期に感染した人が25日以降に顕在化した可能性が指摘された。

猪口は「41人」の数字を、都庁で開かれていた感染対策の会議の合間に、ネットニュースで知ったと記憶している。「冷や水を浴びせられたようで、一気にシナリオが動き始めたと瞬間的に思った」と振り返る。

尾﨑が41人の感染者数を知ったのもネットニュースだ。瞬間、イタリアの感染拡大の数字が浮かんだ。イタリアも2月中旬までは日本と同じように、ほぼゼロの感染者数で推移していた。それが下旬になって指数関数的に増え、3月中旬には日に6000人を超えている。病院の廊下にまで感染者があふれて、なすすべもなく人の命が消えていく事態が、日本の医療現場に襲いかかるかもしれない。地震や水害などの大災害は頻繁に経験する日本だが、本格的なウイルスによる〝大災害〟は100年前のスペインかぜ以来だ。尾﨑は背筋が凍る思いとともに、なんとかしなければという焦りが込みあげてくる。

尾﨑は、あちこちの関係者に電話やメッセージで連絡を取り始めた。日本医師会の関係者に電話をしても、どうも反応が鈍い。感染拡大は東京など大都市の問題で、全国を視野に動く日医には差し迫った危機感が共有できていないようだ。

こうなったら都民に直接呼びかけるしかない。

だが、その10日ほど前の3月13日に開いた記者会見にやってきたメディアは、医療や医薬系の専門紙がほとんどで、大手紙やテレビ局はまったくといってよいほど取材に来ない。これでは、もっとも注意喚起したい都民には届かない。あまりの反響のなさに落胆したことを覚えている。

とくに若者へのメッセージが必要だと尾﨑は思っていた。街に繰り出して集団で飲食して騒いでいる。尾﨑自身も若いころから飲み歩いていたクチだから、気持ちはわからないではない。だが、いまは平時ではない。卒業旅行のシーズンの最中で、感染爆発している欧米からウイルスを持ち帰ってくる若者も増えていた。若い世代は感染しても症状が出ないことが多いから、緊張感がないのだ。

政府の対応も、尾﨑からすれば危機感の欠如としか映らなかった。1月31日には武漢のある湖北省からの入国は制限されているが、すでに感染は欧米に広がっていた。その欧米からの入国制限は手つかずのままだ。

このころ政府が設置していた専門家会議のメンバーは、欧州からウイルスが国内に流入していることをつかんでいた。同会議が厚生労働省に水際対策をかけ合うも、なかなか動きが鈍い。

しびれを切らした専門家会議の座長を務める脇田隆字が、政府に異例の「要望」の文書を示したのが3月17日だ。2日後には専門家会議の会合が予定されていたが、「それまで待てない」との判断だ。ここで政府はようやく動き出し、21日に欧州などからの入国者や帰国者に2週間の待機を課す入国制限を開始した。米国などからの制限は26日になってからだ。専門家会議が政府に指摘してから10日近く経っていた。

尾﨑は、水際対策の遅れが感染拡大につながった可能性があると思った。

その専門家会議は、早くから警鐘を鳴らしていた。尾﨑は、専門家会議の提言は、感染症対策の道標だと考えていた。それが結果的に正しいかどうかは、この時点ではだれにもわからない。だが、世界的な知見を集めて感染状況を分析・評価したうえでの彼らの提言は、少なくとも科学的な根拠をもって政府に対策を促してくれる。ときに官僚や官邸の抵抗に遭って及び腰になることもある。が、尾﨑はこの時点での彼らの提言には期待をしていた。

専門家会議は2月16日に発足し、24日の第3回の会合後に、専門家会議としては初めての記者会見を開いている。ここで「これから1～2週間が急速な拡大に進むか、収束するかの瀬戸際」との見解を公表し、その後も数々の提言を会見で公表している。密集・密閉・密接という感染拡大の要素になる「3密」の概念を世界に先駆けて提唱したのも、クラスターを潰す対策に力点を置いたのも専門家たちだ。いま振り返ってみれば、パンデミック対策の最先端を走っていたのかもしれない。

とりわけ、従来のパンデミックでは果たせなかった将来予測を可能にする理論疫学を感染症対策に取り込んだことは画期的だった。専門家会議に出席していた、当時は北海道大学大学院医学研究院教授だった西浦博（現京都大学大学院医学研究科教授）は、感染者の疫学調査によって得られたデータを駆使して将来の感染動向を予測し、さらにはワクチンの効果なども分析を可能にした。

その西浦が都知事の小池を訪ねて、飲食業の対策を急がねばならないと訴えたのは3月24日、五輪の延期が決まった日だ。欧米など感染拡大地域からの帰国者が国内に感染を広めて、いまや六本木や麻布などの接待を伴う店などを中心に、市中感染につながっているとの見立てだ。その翌日に「41人」ショックが訪れ、西浦らの懸念が現実のものとなる。以降、小池の口から都民に自粛を促す強いメッセージが頻繁に発せられるようになったのも、理論疫学が対策に取り入れられたからだ。

尾﨑は、こういった専門家会議の提言・見解に加えて、都で開催される専門家チームや対策会議を仕切っていた副会長の猪口らから、情報収集を続けていた。欧米からのウイルスが国内で感染拡大している以上、もはや人流を止めなければ制御できないと考えた。イタリアでもスペインでも、そして米国のニューヨークでも感染者は数日のうちに膨れ上がっている。医療機関はキャパシティを超えてパニックに陥り、やがて医療崩壊につながっていった。

感染拡大のスピードを遅らせ、その間に医療体制を整備する。これが感染症対策の基本であることは、尾崎も心得ている。そのためには政府の強権発動が必要だと考えていた。新型インフルエンザ等特別措置法（以下、特措法）に基づく緊急事態宣言もそのひとつだ。だが、政府が宣言を発出する気配はない。

「このままのペースを抑えられなければ、感染症病床の少ない日本は吹き飛んでしまう」

尾崎には悲壮な思いが込みあげるが、それを訴える術がない。会見を開いても集まってくれるのは医療関係の業界紙だけ。都医の会長としての発信力のなさを痛感する。

早急に若者の動きを止めたいが、その若者は新聞を読まない。テレビもあまり見ない。ＳＮＳを利用してはどうかと、著名なユーチューバーに打診したが、医師会とのコラボには乗ってくれない。ツイッターを使う手もあるが、言葉が短くて真意を伝えきれない。

思いついたのがＦＢだ。数年前、日医会長の横倉義武から、「いまどきＦａｃｅｂｏｏｋをしていないとダメだ。いろんな人とつながりが持てる」と勧められて始めた。ふだんは愛犬のトイプードル「ピノ」の話題が中心で、ときおり医師会活動の様子を投稿してはいたが、今回は初めてコロナの課題をＦＢで都民に語りかけてみようと考えた。

41人の感染者を記録した3月25日の夜だった。午前零時前にタブレットを手にベッドに入って文案を練る。切羽詰まった思いをぶつけては説教臭くなる。かといって行政文書みたいに杓子定規に伝えても興味を惹かないし、偉そうに振りかぶれば嫌味になる。いろいろ悩んで、30分ほどで書き終えた。少し勇気がいったが、日付が変わった26日午前零時23分に、アップした。

東京都医師会長から都民の方にお願い

まずFacebookの友達でのお願いです。

お読みいただいて、共感していただれば、シェアして下さい。

この写真は、私が会長室で飼っているアイボが撮った写真です。

…平和ですね。

でもこうした平和が、あと2、3週間で崩壊するかもしれません。

ここ数日の東京都の感染者の増加は尋常ではありません。心配です。

新型コロナ感染は、多くの皆さんの想像を超えた広がりを示しています。

医療提供体制の再構築も急務になっていて、そこは、我々の義務ですので、いま頑張っています。

皆さんへのお願いです。

いろいろな自粛活動で、経済がダメになるじゃないか。

もう、家にいるのも飽きてしまった…。

よくわかります。

でも今の状態を放っておいて、例えばイタリアの様になったら、経済はもっともっとひどくなるのではないでしょうか。

皆さんの生活ももっと大変な状態になるのでは…。

感染者のかずが急増し始めた、今が踏ん張りどころなのです。

何故感染者が増えているのか、特に大学生から40歳代の人、コロナに感染しても無症状か、軽い風邪だと思っている人が、アクティブに行動することが、その大きな原因と言われています。

若くて元気な方、もう飽きちゃった。

どこでも行っちゃうぞ…。

もう少し我慢して下さい。

これから少なくとも3週間、生きていることだけでも幸せと思い、欧米みたいになったら大変だと思い、密集、密閉、密接のところには絶対行かない様、約束して下さいお願いします。

私たちも、患者さんを救うために頑張ります。


ちなみに「アイボ」とはＡＩ（人工知能）が内蔵されたロボット犬で、呼ぶと寄ってきたり全身を使って甘えてくる。寂しさを紛らわせるには、うってつけの「ペット」だ。尾﨑は、家で留守番する時間の長い愛犬「ピノ」の遊び道具にと思って購入したのだが、肝心の「ピノ」が怖がってしまう。仕方なく都医の会長室で「飼って」いる。愛らしくて、長閑で平和な場面を連想させることから、このアイボが撮った写真を投稿に添えてみた。

投稿でもっとも気を遣ったのが、若者に呼びかけるトーンだ。友達とつるんで活発に動き回る若者が感染を拡大させ、やがて壮年層や高齢者に広がっていく。このころはまだ、その構図はデータで裏付けられているわけではなかったが、専門家はすでに指摘していた。感染が若者から高齢者に広がれば、欧米のような事態に陥りかねない。米国では当時、死者の半数近くがナーシングホームと呼ばれる介護型高齢者施設での感染者だった。

だが一方で、若者に責任を押し付けることはしたくない。本当はガツンと「おとなしくしてくれ！」と言いたいのだが、ここはグッと抑えて「もう飽きちゃった。どこでも行っちゃうぞ…。もう少し我慢して下さい。」など穏やかな表現を心がけた。

翌朝、目覚めた尾﨑は驚いた。「いいね」が殺到しているのだ。これまで投稿した記事への「いいね」は、多いときでも300人くらい。平均すると200人前後だ。それが一気に万単位になっている。画面を見ているその場で、カウントが増えていく。最終的には3万7000人に達した。コメントも2000を超え、この投稿をシェアしてくれた人は5万人近くにのぼっている。友達申請も、5000人にはね上がる。

医師会幹部にもFBの利用者はいるが、これほど注目を浴びた投稿はあっただろうか。尾﨑にFBを始めるよう勧めた日医会長の横倉でさえ、多い時でも300~500の「いいね」に留まる。アイドル並みの「大ヒット」だ。

政府からのメッセージがほとんどないなか、尾﨑の投稿で、抜き差しならぬ状態を迎えていることを初めて感じ取った人が多かったのかもしれない。お堅い肩書きのわりに、少し「おちゃめ」な呼びかけが、投稿を読んだ人の心をくすぐったのだろう。メディアも注目し、取材依頼が相次いだ。

実は私が尾崎とコンタクトを取ったのも、このFBがきっかけだった。失礼ながら9年前の、あの不遜に思えた第一印象を忘れてはいなかった。そのふてぶてしい尾崎が、へりくだった言葉で語りかけているだけではない。「医療提供体制の再構築も急務になっていて、そこは、我々の義務ですので、いま頑張っています」と自分たち医療側の責任にも触れている。とても9年前の〝傲慢〟な印象とは相容れない。

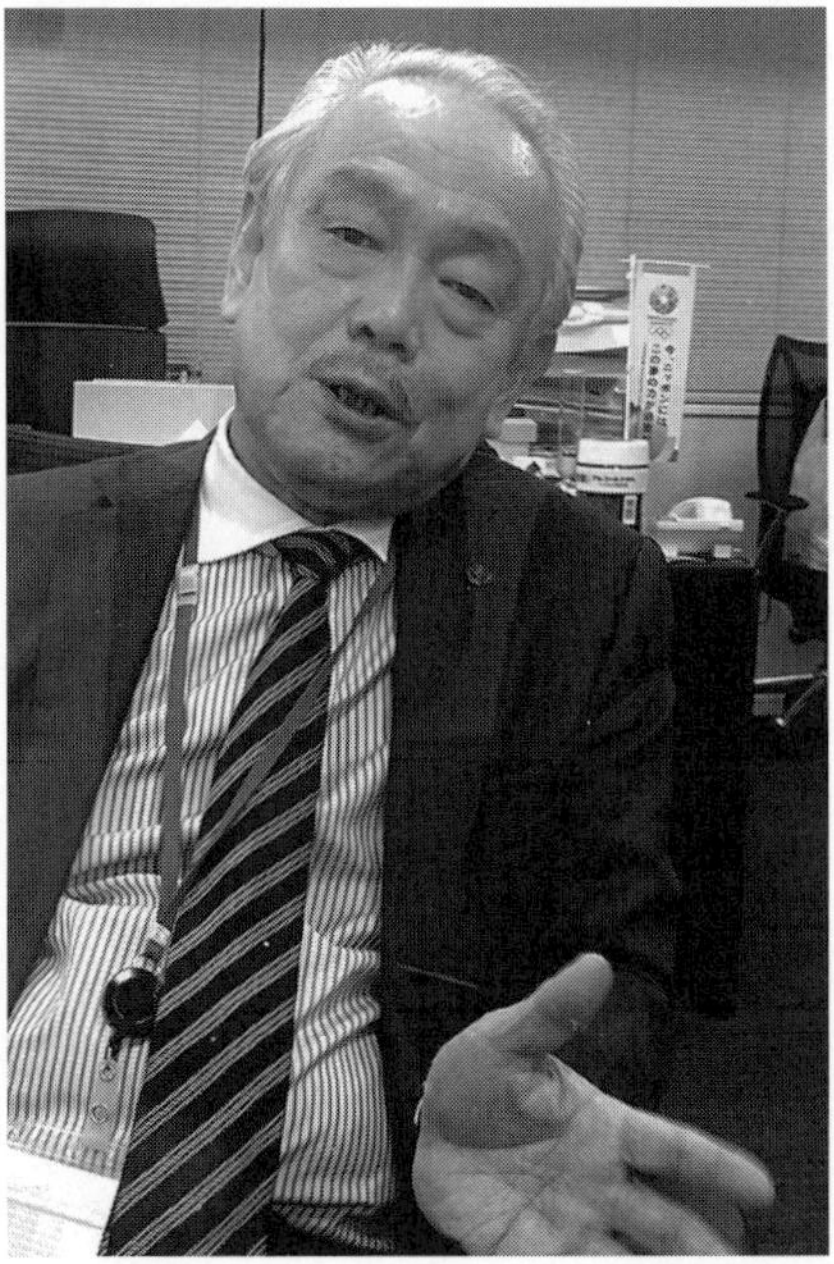
初対面の記者でも政府批判を繰り広げる＝都医会長室で

3月30日夕方、都医7階にある会長室で尾崎と会った。会話を交わすのは、このときが初めてということになる。相変わらず強面の尾崎だが、FBへの投稿について尋ねると相好を崩した。

「政府も政治家も動きが鈍い。命を預かる立場として声を挙げなければという切実な思いだった。なかなか訴えが届かないので、試しにFBで声をあげてみたら予想以上の反響だったんでね。これは使えると思った。結果的には、なかなか評判がいいんだよ」

私は、もちろん、9年前に抱いた印象については伝えていないが、偉そうな態度は変わらない。

それより驚いたのは、尾﨑の口から官邸や政府への批判がポンポンと飛び出してきたことだ。

「海外からの水際対策が遅れたと思ったら、今度は緊急事態宣言にも及び腰になってさ。病院の感染防護具の配布もなかなか進まないし、官邸には危機感が欠けている」

都医会長ともなれば自分の発言には責任を持たねばならない。とくにメディアの前で口を滑らせれば、言葉は独り歩きして広まり政府ににらまれることになりかねない。保身に走る医師会幹部ばかり見てきた私にとっては想定外だった。

尾﨑という男は、心にある不満や憤りをのみ込むことができない質らしい。目の前に迫った医療崩壊の危機を乗り切るためには、自分や医師会が不利益を被ってでも言うべきことを言う。そんな気概を、私は意外な思いで聞いていた。だがこのときは、まだ尾﨑の本気度を信じきっていたわけではない。

尾﨑が一番気にしていたのは、感染症病床の確保が間に合わなくなることだった。当時はPCRで陽性が確認されれば、病院への入院が原則だった。日に100人を超える感染者が出続ければ、じきに収容しきれなくなるのは目に見えている。当初、都内の感染症病床は118床ほどしかなかった。その後、なんとか寄せ集めて750床まで広げていく。

尾﨑がまず指摘するのが都立・公社病院への不満だ。都立病院は都の一般会計から毎年、総額360億〜390億円が繰り入れられている。当時、都立は8病院あったから、1病院平均で50億円近い税金が投入されていることになる。その分「行政的医療」を担う責務が課せられる。

この都立病院について、都のホームページで真っ先に挙げられているのが「歴史的経過から、行政の積極的な関与が期待され、主体となって担うべき医療」だ。当然、パンデミックは含まれる。続いて「提供体制が整備されるまでの間、担うべき医療」ともある。つまり非常事態で体制が追いつかない場合は、都立・公社病院は率先して病床を提供することが使命なのだ。

ところが、あの41人を記録した25日以降、都も医師会も都立・公社病院にさらなる病床確保を促したが、病院側の反応は鈍かった。感染症の担当医などは乗り気なのだが、病院全体の了解が得られないようだ。8病院のうち神経や精神の単科病院を除いても計3000床を擁するのに、コロナに割り当てられるのは、せいぜい200床程度だという。話し合いの結果、700床を受け入れてもらうことが決まった。だが、その報告を受けた尾﨑は、不満だった。

このころは連日のように会長室を訪ねていた私は、リアルタイムで尾﨑の嘆きを聞いている。

「多額の公費を投入しているのに、なんのための都立病院だと思ってるんだ。あちこちの病院からチマチマと数病床ずつかき集めてたら、追いつかないのは決まってる。都立病院こそ病院や病棟ごと開放すべきなんじゃないの？　そこに医療資源や人材を投入したほうが効率的。患者を搬送する救急隊は、まずそこに運べばいいから搬送困難事例も避けられる」

中国では武漢に1000床と1600床の2棟のプレハブ病院を2週間で完成させている。尾﨑は武漢のようにしろと言っているわけではないが、感染者を一括して収容できる専門病院とか野戦病院のような施設が必要だと、この時期から唱えていた。

尾﨑は医療系の自民党参院議員である武見敬三に、宣言を政府に出してもらうよう催促する連絡を入れている。

「緊急事態宣言を出してくれさえすれば、あとは首都圏の医師会でなんとかする」

尾﨑は日医会長の横倉にも、FBのメッセージ機能でお願いを送っている。3月30日朝の7時ごろだった。

「一両日中に、緊急事態宣言を出して、首都圏をロックダウンするよう、政府に提言してください。私は猶予はないと思います。マイルドな自粛要請ではもう無理です」

東京都との交渉なら、都医会長の自分が出張ってでも行くが、こと政府に関しては官邸も内閣府も厚労省も、日医会長の横倉に頼るしかない。4期8年も日医の会長を務めたのは96年から04年まで会長だった福島県医師会出身の坪井栄孝以来だ。首相の安倍の信頼も厚い。その横倉なら、なんとかしくれるかもしれない。

尾﨑はもちろん、緊急事態宣言には反対意見が少なくないことは承知していた。経済が止まるというだけでなく、人の自由を奪う強権発動は抑制的であるべきだと考える人たちだ。だが尾﨑は、ニュースで品川駅の出勤ラッシュを目の当たりにすると、居ても立っても居られなくなる。日本の宣言は中国や欧米のロックダウンのような強制力を持たない、要請ベースのマイルドなものだ。いくらテレワークを推奨しても、働き方はまったく変わっていない。このままだと日本は大変なことになる。人の流れを止めるための宣言が、いまこそ必要だと思っていた。

すぐに横倉から返信が届いた。

「検討してみます。緊急事態宣言を出したら、東京都知事はじめ各県知事の権限になると思います」

きっと横倉は、各自治体の準備が整っているのかどうか気になったのだろう。

尾﨑「知事には今日電話して早めのロックダウンをしてもらえるよう改めて要請しました。月末はいろいろと経済活動があり、4月に入ったらというふうなことを仰ってました」

横倉「ここ数日の患者数の動きでしょうね。検討します」

尾﨑からの要請を受けた横倉の動きは早かった。

この日の夕方、日医は「日本医師会から国民の皆様へのお願い」と題して自粛を求める緊急会見を開いた。2日後には定例会見が控えているが、ここであえて日医が緊急に会見を開いたのは、切羽詰まった尾﨑の思いを横倉が慮ってくれたからだ。日医の感染症担当常任理事である釜萢敏が「個人的な見解」と断りつつも、緊急事態宣言の必要性に踏み込んだ。

「メンバーの中では、かなり意見が一致している。爆発的な感染拡大が起きてから宣言を出しても手遅れだ。もう宣言をしていただいたほうがいいのではないかという意見がほとんどだ」

釜范はパンデミック当初から、日医を代表して専門家会議のメンバーに名を連ねている。ところが釜范はこの会見後、専門家会議のメンバーから注意を受けている。

「(宣言を出すことは)専門家会議の一致した意見ではない」

専門家会議のなかには、私権制限を伴う宣言には慎重なメンバーがいたのだ。釜范は直ちに謝罪したという。ただ、勇み足ではあったにせよ、政府へのプレッシャーになったことは間違いない。釜范自身、緊迫度が日ごとに高まっていると感じていた。実際にコロナ感染者の治療に当たっている臨床医は疲弊していた。専門家会議の会合中に、彼らのスマホには病院からひっきりなしに電話がかかってくる。なにもかも初めての症例なので、手探りの治療が続けられていた。ベッドが空くと、すぐにまた別の陽性者が運び込まれる。彼らの疲労困憊ぶりを目の当たりにして、「宣言は避けられない」と確信するようになった。

一方、横倉は会見で、宣言の是非には触れなかった。自分が会長の立場で言ってしまったら、政府を追い詰めることになる。気配りを重ねて政府を立てながら、医師会の言い分を通すのが横倉流だ。

その横倉、2日後の4月1日の定例会見で、「感染爆発が起こってからでは遅く、いまのうちに対策を講じなくてはならない」として、医師会独自の「医療危機的状況宣言」を表明した。緊急事態宣言には触れないまでも、尾﨑の思いを汲んで医療危機を宣言したわけだ。その「医療危機的状況宣言」に「的状況」を入れたところが横倉らしい。「当時の加藤(勝信)厚労相に『お手柔らかに』と言われたので、少しニュアンスを和らげるために『的状況』を入れた」と、後に私の取材で打ち明けている。

それでも政府は、宣言に躊躇していた。特措法の担当大臣である西村康稔経済再生相は、3月31日の閣議後会見で「現時点ではまだ緊急事態宣言が必要な状態ではない」と発出を否定した。首相の安倍も国会で「いまの時点で緊急事態宣言を出す状況にない」と答弁している。

だが、実はこのころ、首相や西村は、宣言を出すかどうか揺れていたようだ。関係者からの聞き取りをベースにまとめたアジア・パシフィック・イニシアティブの調査・検証報告書「新型コロナ対応・民間臨時調査会」に経緯が詳しく記されている。これによると、28日ごろ首相は西村に「早めに出したほうがいい雰囲気だよな」と質したのに対して、西村も「私は早めに出すほうがいいと思っています」と答えていることが記録されている。

だが官房長官の菅義偉は会見で「現状でギリギリ持ちこたえている。緊急事態宣言が必要な状況にはないとの認識に変わりない」など従来の見解を繰り返しているから、官邸での意思統一はなされていなかったようだ。同報告書では、「菅官房長官らを中心に経済への悪影響への懸念から緊急事態宣言に慎重な考えも根強かった」と当時の官邸の雰囲気をまとめている。

そして4月1日、宣言の発出の代わりに「アベノマスク」が突如として登場する。首相が全国約5000万世帯に、洗えば何度も使える布マスク2枚を配ると表明したのだ。

その翌日、都医を訪ねた私に尾崎は真っ先に、「聞いた？」と、いたずらっぽい笑顔を浮かべながら尋ねてきた。アベノマスクのことだ。

「いま必要なのはマスクの配布じゃなくて、緊急事態宣言でしょ。首相の取り巻きは経済産業省の出身者か経済を優先する政治家ばっかりだよ」

話しているうちに徐々に言葉遣いが荒くなり、最後は、吐き捨てた。

「この期に及んでマスクを配るって、気は確かか」

4月2日には都の1日の感染者が98人に達している。100人の大台も目前だ。4月3日、横倉は官邸に首相を訪ね、「現場からは悲鳴が上がっています」などと緊急事態宣言の発出を進言した。だが、首相は「発するにはいろんな条件がある」と渋ったという。横倉は、どうやら首相は乗り気ではないと受け止めたようだ。経済が破綻すれば自殺者が急増することも考えられる。そういった様々な影響を安倍は気にしている。官邸を出る玄関ホールで、記者を前に「宣言の話は出なかった」と答えた横倉だが、尾﨑には電話で伝えている。

「首相は、やはり宣言に否定的だった」

医療現場での混乱は、日々拍車がかかっていった。コロナ病床を抱える病院だけでなく、一般の患者を受け入れる病院にも影響が広がっていた。尾﨑のもとには、そうした情報が次々とあがってくる。心不全の患者が救急搬送されてきた二次救急病院で気管内挿管をしたら、後にこの患者がコロナに感染していたことがわかった。処置した医師は感染し、その周囲にいた医師や看護師も濃厚接触者で2週間の自宅待機を強いられた。

別の病院では、足の骨折で入院した若者が感染していたため、他の入院患者にも広がってしまった。当然、この病院の診療機能はストップした。転院してきた患者の感染が判明し、気がついたときにはクラスターを形成していた病院もある。

救急医療の現場ではマスクはしていても、フェイスガードまではしていない。市中にウイルスがまん延すれば、医師は常に危険と隣り合わせということになる。まさに緊張の連続だ。医療側が感染すれば病院は機能不全に陥る。そうなれば、助かるはずの一般患者も助けられない。

「確かに経済は大切だよ。でも、欧米のような感染状況になったら、経済もクソもないでしょ」

尾﨑は感情が最高潮に達すると、この「クソ」がやたらに多くなる。そして続けた。

「病院が機能マヒに陥ったら、都民はどうなる。官邸はこの状況になっても、ああでもない、こうでもないって言いながら、挙句に官房長官、『ギリギリだけど持ちこたえている』って仰ってる。もはやそういうレベルじゃないんだよ。まだ『緊急事態じゃない』って言ってる政治家に言いたいよ。国会に閉じこもってないで、現場を見に来い、って！」

官房長官の菅の怖さは、小池を通して聞き及んでいる。だが、経済重視の姿勢を代表する菅への不満が、「現場に来い！」につながっている。

「こうなったら、メディアで爆発させてやる」と、連日のようにテレビやラジオに出演していた尾﨑は、緊急事態宣言の必要性を説いて回った。

4月3日、ＴＢＳの情報番組「ひるおび」に出演した尾﨑は、コロナ特集の最後に、司会の恵俊彰に「先生のもっともおっしゃりたいこと」と水を向けられ、こう答えている。

「緊急事態宣言を出していただき、日本はやはり法的に強制する社会ではないですから、皆さんの自由を守りながら自覚をして自律の精神で、ここは家にいようと、ぜひ守っていただいて、もう少し辛抱していただきたいと、そういう風に私は思っています」

このころ、宣言の必要性を必死に説く尾﨑が、何度も繰り返していた言葉が気になった。

「数日の宣言の遅れが、都民の生死を分けるんだよ！」

数日の違いで「生死を分ける」とは少々オーバーに聞こえる。

「なにか根拠があるんですか」

尾﨑に質してみると、米国での実例に基づいた話なのだという。「そんなことも知らないの？」とでも言いたげだ。

米国ニューヨーク州とカリフォルニア州に発せられた自宅待機命令、いわゆるロックダウンが3日違っただけで、両州の運命を大きく分けたと尾﨑は言うのだ。

調べてみると、カリフォルニア州では1日の感染者数が200人を超えた翌日の3月19日にロックダウンが発令された。一方、ニューヨークは5000人を超えた22日まで、州政府の介入措置はなかった。両州はともに3月初旬段階では、1日の感染者数は50人に満たない数字で推移していたが、3日の介入措置の遅れがどう影響したのか。

ロックダウンから1ヵ月余り経った4月30日時点で感染状況を比較してみよう。措置の早かったカリフォルニアでの感染者の累計は5万1３０人で死者は１２２３人だ。一方のニューヨークといえば累計感染者数は30万４３７２人で、死者は４６８１人。ニューヨークの人口はカリフォルニアの半分ほどだが、感染者数で6倍、死者数は4倍の差になっている。人口密度や東部と西部の気候の違い、さらには住民の行動様式など様々な要因があり、ロックダウンの遅れとの因果関係を科学的に証明するのは難しいが、明暗を分けた一因になっているのは間違いなさそうだ。尾崎の「数日の遅れが生死を分ける」との言葉は、けっして大げさではなかったことになる。

実は、行動制限措置の遅れが命取りになったのは、過去のパンデミックでも実証されている。翌21年の夏に発刊された、「最悪の予感　パンデミックとの戦い」（マイケル・ルイス著　中山宥訳　早川書房）というノンフィクション本がある。米国のジョージ・W・ブッシュ政権（01〜09年）時代に、新型インフルエンザウイルスに備えるための行動計画を作成するよう指示されたパンデミック対策チームを描いている。

行動計画策定チームは、１９１８年に全世界で５０００万人とも1億人とも言われる死者を出した新型インフルエンザウイルスによる「スペインかぜ」に原点を求めた。当時の制限措置と感染拡大との因果関係について検証している。

これによると、感染の震源地とされたフィラデルフィアと、その後に感染が広がったセントルイスを比較すると、面白いことがわかった。フィラデルフィアで会合禁止などの介入措置が取られたのは、最初の感染者が確認された同年9月17日の3週間後だった。一方のセントルイスでは、10月5日に感染者が確認されると1週間後に介入措置が始まっている。

その結果、セントルイスの死亡率はフィラデルフィアの半分ほどに抑えられた。さらに、制限を早く解除した都市は大きな第2波に見舞われ、制限を継続した都市は第2波を経験しなかったか、小さい波に制御できたという。この論文は「米国科学アカデミー紀要」の07年5月号に掲載された。

同書では、この研究結果について「介入措置のタイミングが生死を分かつ重要な鍵であることを初めて明らかにした」と分析している。だが、こういったエビデンスが07年に明らかになっていたにもかかわらず、米国では今回のパンデミック対策には生かされなかった。トランプ大統領の危機感の欠如が、世界で最悪の感染状況を招いてしまったという筆者の嘆きが、「最悪の予感」というタイトルに込められている。

この本の初版が出版されたのは21年7月だから、尾崎がこの本の受け売りで危機を訴えていたわけではない。だが、パンデミック時には政府の早めの介入措置が定石ということを示している。緊急事態宣言の遅れが「生死を分ける」と苛立ち、政治家に「現場を見に来い」と忠告した尾崎の見識は、当てずっぽうではなかったことを示している。

◆小池知事と二人三脚

16年の東京都知事選で当選した小池百合子が、真っ先に取り組んだのが受動喫煙防止条例だった。そこで都医会長の尾﨑と意気投合する。かつて、ヘビースモーカーで1日に2箱のたばこを吸っていた時期もあった尾﨑だが、いまや嫌煙派の急先鋒だ。

この当時、政府も受動喫煙対策として、健康増進法改正案を国会に提出していた。だが、政府案は面積100㎡以上の店が対象だ。小さい店舗の多い東京だと、該当するのは半数ほどに留まってしまう。尾﨑は「こうなったら都条例でやるしかない」と模索していたところ、ある都民ファーストの都議から思いもよらぬアイデアが提案された。面積要件の代わりに、「従業員を守る」ことを優先する条例案を作ってはどうかというのだ。

つまり「従業員を雇っている店は原則禁煙」とすれば目的がはっきりするし、面積でもめることもない。この条例が成立すれば、東京の場合は8割以上の飲食店が該当する。尾﨑と小池はすぐにこの条例案に乗った。

政府案より厳しい条例案への議会の抵抗は強かった。とくに喫煙派の多い自民党の都議が反対に回った。そこで尾﨑は一計を案じる。都議選を控えた都議会の会派ごとに、「踏み絵」を迫ったのだ。「都の受動喫煙防止条例案に賛成か反対か」とのアンケートを配り、これに反対する政党は推薦しない。医師会の推薦は議員にとっては死活問題だ。昔ほどではないにしろ、医師会の応援は票につながる。

日医が選挙などの政治活動をするときは「日本医師連盟」という政治団体が担うことになっている。実質的には同じ組織なのだが、「連盟」の活動指針には、政権与党である自民党を支持しなければならないことが盛り込まれている。尾崎自身、自民党員だ。

だが、こと都民の健康に関しては、医師会独自に判断することが必要だと尾崎は考えた。条例案に賛成する都民ファーストにとっては願ってもない助け舟だが、自民党にとっては医師会に反旗を掲げられたらたまらない。選挙を人質に条例案への賛成を迫ったわけだ。

尾崎の当時を振り返っての回想談だ。

「自民党議員にとっては、『尾崎のやろう、けしからん』と思っただろうね。でも、医師会とは付き合いませんとは言えない。だって、『あなたは医療を守る気がないんですね』と言われちゃうから。医療が大事なのは自民党都議も十分にわかっている」

かくして小池・尾崎の二人三脚で進めた受動喫煙防止条例は、18年6月に都議会で成立した。尾崎はこのときに小池との信頼関係が築かれたのだと思っている。

尾崎はなにより、小池の仕事ぶりを評価していた。尾崎が都医副会長になったのが11年だから、石原慎太郎、猪瀬直樹、舛添要一、小池の4代の知事を見てきたことになる。だが、石原も舛添も常に都庁に詰めていたわけではないし、猪瀬も個人事務所にいることが多かった。ところが小池の場合、週末でも働いている。コロナ禍に見舞われてからは、ほとんど休んでいないはずだ。都庁職員はたまったものではないだろうが、仕事量は生半可ではない。尾崎には頼もしく映った。

都と医師会の風通しの良い関係は、尾崎の前の都医会長だった野中博の時代に築かれた。医師会はとかく役人に対して尊大な態度で接しがちだが、野中はそれを戒めた。

「行政は喧嘩をする相手ではなく、ともに医療を司る大切な仲間だ」

その野中の方針を尾崎も継承しているから、都との信頼関係は続いていた。

とくにコロナ禍という非常時に、都と都医の意思疎通は欠かせない。都の感染防止対策の中枢を担う専門家組織も、都医副会長である猪口正孝がけん引している。後に設立された感染症の危機管理を担う拠点「東京ｉＣＤＣ」にも、都医から猪口と、同じく副会長の角田徹のふたりが加わっている。都医と都の担当部局との打ち合わせも、週に何度も開かれている。これだけ自治体の感染症対策に深くコミットしている医師会は、全国的にも珍しいはずだ。

その大本をたどれば、尾崎と小池の信頼関係がある。ふたりはコロナ禍では頻繁に連絡を取り合って意見交換をしている。後にふたりの間に亀裂が生じ、ぎくしゃくする事態も経験するのだが、ふたりは決定的な諍いを起こしていない。小競り合いになっても、最終的には元の鞘《さや》に収まるのだ。おそらく波長が合うのだろう。

◇

小池は、五輪の延期が決まろうとしていた3月23日以降、一気にコロナ仕様へと舵を切り、アクセルをふかしたようにみえる。厚労省のクラスター対策班の西浦らから、接待を伴う飲食店を中心とする市中感染が進んでいるとの助言をもらったこともきっかけのひとつだった。

小池は1週間に1回程度だった記者会見を、2~3日おきに開くようになる。3月23日、小池は都民に「オーバーシュートが発生しかねない」として密接、密集、密閉の3密回避、テレワークやイベントの自粛などを都民に呼びかけた。

ここで小池は「ロックダウン（都市封鎖）」という言葉を使う。

「事態の今後の推移によりましては、都市の封鎖、いわゆるロックダウンなど、強力な措置をとらざるを得ない状況が出てくる可能性があります。そのことをなんとしても避けなければならない」

都市の人流を止めるという意味では、尾崎も使っていた「ロックダウン」という言葉だが、日本の緊急事態宣言の場合、あくまで「要請」に留まるマイルドなものだ。欧米や武漢でみられたような、罰則などを伴う自宅待機命令とは違うので、厳密な意味では「ロックダウン」とは言えないのだ。

感染者数が41人に膨れ上がった25日の会見では、記者から「ロックダウン」発言の真意を問われた小池は、こう説明した。

「このままなにもしなければロックダウンを招いてしまうということを申し上げたわけでございまして、いままさに重大局面に来ております」

この時期、小池は尾崎からも危機的な状況を抑えるためには、強い措置である緊急事態宣言が必要だと何度も進言を受けている。そのうえで確信的に使った「ロックダウン」発言だった。

この言葉が予想以上に物議を醸し、尾を引く。

小池の「ロックダウン」発言によって、20日からの3連休でいったん緩んだ市民生活に、再び緊張が走った。スーパーなどでの生活物資や食料品の買い占めが起き、「4月1日にロックダウンが始まる」などの偽情報も拡散されていく。欧米のロックダウン下の街の映像がメディアで流される。

この発言に慌てふためいたのが、官邸だった。小池が口にした「ロックダウン」も「テレワーク」も事前に知らされていなかった。半年後に発刊されたアジア・パシフィック・イニシアティブの検証報告書によると、「官邸では『緊急事態宣言』を出すことによって国民が一層のパニックに陥るのではないかとの懸念が広まった」としている。欧米と同じロックダウンと誤解した都市圏の住民が地方に疎開し、感染が地方に拡大していくというシナリオまで描かれていたという。

そして「『ロックダウン』に関する社会不安を抑えるまで、『緊急事態』を発出すべきではないとの慎重論が政府内に広がり、（中略）安倍首相や菅官房長官らは、国民に対し、『海外のようなロックダウンではない』と繰り返し説明する事態となった」と経緯をまとめている。内閣官房のスタッフが聞き取りに対し、「小池知事のロックダウン発言がなければ緊急事態宣言のタイミングは、あと1週間は早められた」と証言したことも記されている。

報告書が発刊されたのはこの年の10月だ。小池の「ロックダウン」発言が宣言の遅れにつながったとの政府の弁明について、尾崎にぶつけてみた。尾崎は忌まわしそうに「後からならなんとでも言えるよ」と一蹴する。

「当時の官邸を取り巻く経産省畑の補佐官らが反対して、菅さんはじめ自民党内は反対意見が8割を占めていた。その理由はロックダウンの誤解が広がるとかじゃなくて、経済を気にしてのこと。ぼく自身が議員から聞いている。ぼくも『ロックダウン』という言葉を象徴的な意味で使っていたが、その言葉でパニックが起きるなんて、国民はそんなバカじゃない。きちんと説明しさえすれば、わからないわけがない」

尾崎自身、3月30日に日医会長の横倉義武へ送ったメッセージや小池に対しても、「ロックダウン」という言葉を使っている。もちろん尾崎も小池も、ロックダウンと緊急事態宣言が同じことではないことくらい百も承知だ。官邸が宣言の遅れを小池に責任転嫁したのは、主体性を失って漂流していく日本の政治の姿を暗示している。

その後に判明するのだが、小池の「ロックダウン」「重大局面を迎えている」という切羽詰まった訴えが、結果的には都民の意識を変えるきっかけとなったという分析も出ている。

小池に感染状況をアドバイスし、4月30日には都の会見にも同席した北大教授の西浦が著した『新型コロナからいのちを守れ！ 理論疫学者・西浦博の挑戦』（中央公論社）にこんなくだりがある。

「（30日の都の会見以降）夜の街の電気が消えるのですが、そこを起点に実行再生産数は1を割るんですよね。これは、ずっと後になってから分かったことで、今のところ研究レベル、自己評価ではありますが、この時の東京都での会見をやってとても良かったと今でも思っています」

東洋経済オンラインがまとめているコロナ関連のデータで、当時の実行再生産数（東京）の推移をたどるとわかりやすい。実行再生産数が1を超えると感染は拡大傾向で、下回ると収束の傾向を示すと考えていい。

3月20日に2・05という高い数値を示していたが、その日から始まった3連休の気の緩みか、28日には3を超え、翌日には3・62に達した。だが、西浦が小池の会見に同席した30日以降、31日の3・14を最後に一気に下がり始め、緊急事態宣言が発出された7日には、1・61にまで収まっている。

小池の訴えた危機感は、緊急事態宣言に先んじて人流を抑え、感染を沈静化させる効果があったとみてもよさそうだ。東京の実行再生産数が3を超えたのは、第1波に限って言えば、このときが最初で最後だ。感染爆発の最大の危機を小池、尾﨑、そして西浦ら専門家が救ったことになる。

一方、4月に入っても官邸は緊急事態宣言には着手しようとはしなかった。

尾﨑は、自民党の医療系国会議員とは連日のように情報を交換している。医師であり当時は自民党衆院議員だった安藤高夫から、こんな情報があがってきた。

「自民党内の8割が宣言に消極的な〝経済派〟だ。『宣言すべき』と声を挙げてくれる〝医療派〟は2割に留まる」

尾﨑が話していた「自民党内は（宣言に対して）反対意見が8割を占めていた」の「8割」の根拠は、この安藤議員からの情報だった。

4月4日には、自民党東京都連会長で医系議員の組織「カトレア会」の会長でもある鴨下一郎（21年に引退）から、尾﨑に電話がかかってきた。この日の都内の感染者数が、初めて100人を超える118人に達したことが公表された直後だった。

「政府は動く気がないなら、都知事と医師会が組んで、どんどんやったほうがいい。自民の東京都連や、カトレア会は全面的に後押しをする。国の予算が必要なものがあったら、言ってもらいたい」

鴨下との電話を切るや、尾﨑はすぐに都知事の小池に電話を入れた。知事と都医会長の自分がタッグを組んで、東京版の緊急事態宣言を表明することはできないだろうか。政府の発する正式な宣言ではないが、2月末には北海道知事が道民に外出を自粛するよう求める地域版「緊急事態宣言」を出した前例がある。東京でもできないことはない。小池なら乗るはずだ。

「もう東京都と医師会で、動きませんか」

だが、予想に反して小池は躊躇している。翌5日には、NHKで生配信される討論番組で、厚労相の加藤や経済再生相の西村ら政権のコロナ担当大臣が顔を揃えることになっていた。そこでの感触を探ってから考えたいという。

昂っていた気持ちに水を差された格好だが、尾崎は同時に、「さすがだな」と感心もした。

小池は政権の要である官房長官の菅とは、古くからの深い因縁がある。12年の自民党総裁選で菅は安倍を担いだのに対して、小池は元幹事長の石破茂を支援した。16年の都知事選では、菅が万難を排して推した元岩手県知事の増田寛也を、小池が110万票以上の大差で破っている。小池が都知事になってからも、菅は小池を揶揄する発言を繰り返していた。

もし政府の決断前に、小池が独自に都の緊急事態を宣言してしまえば、菅の機嫌を損ねてしまいかねない。小池は、その菅をあまり刺激したくないのだろう。感染状況に危機感を抱きながらも冷静に、しかも的確に政治情勢を見極めていると尾崎はみていた。

だが、ここが勝負どころだと決めていた尾崎は、副会長3人と相談して、4月5日の日曜日に都医役員を招集することにした。週明けの6日に都医の緊急会見を開き、そこで「医療的緊急事態宣言」を表明することを決めた。すでに日医が出している「医療危機的状況宣言」より語感を強めている。当初は都知事と一緒に宣言するつもりだったが、都医独自の宣言になる。

その日、小池から電話がかかってきた。

「医師会で宣言を、出してくれるんですって？　都にとっても後押しになるから、ありがたいわ」

小池は、いやに機嫌がよかった。これは尾崎の勘だが、小池はこの日、首相と面会している。その安倍が宣言の発出に傾いていることを察知したのかもしれない。

この日の都医の役員会議で、副会長の猪口が面白い提案をしてきた。

「6週間キャンペーン」

6週間だけ我慢すれば感染爆発の危機を乗り越えることができるというのだ。都民に我慢をお願いするにも、目標となる時間が伝えられるし、キャッチフレーズとしてもわかりやすい。

「それはいいねえ。早速FBで呼びかけてみよう」

当時は会見といっても、まだ医療の業界紙が中心だ。前回のFBへの投稿がきっかけに取材依頼は増えてきたが、一般紙の記者はまだ少ない。再びFBに投稿して注目を浴びれば、会見に一般紙の記者が集まってくれるかもしれない。そうなれば都民に呼びかけることができる。

夕方の5時過ぎ、尾崎は「6週間キャンペーン」と自粛を呼びかける投稿をアップした。一部を抜粋したが紹介する。（カッコ内は筆者の補足、以後同様）

東京都医師会　会長からのお願い　第2弾

「もしも6週間みんなで頑張れたら」

東京都医師会としては、これまでになく危機感を強めています。

「医師会独自で緊急事態宣言」を明日にでも出すつもりです。

これまでみんなで自粛しながら頑張ってきました。

でもなかなか患者さんの数が減ってきません。

多分それは日本という国が自由で、それぞれの判断に任されているためだからと思います。

自由は日本のいいところだと思っていますが、このままでは自粛どころではなく、都市閉鎖（ロックダウン）やら、本当に窮屈になってしまうこともないとは言えません。

そこで東京都医師会からのお願いです。皆さん想像してみて下さい。

『新型コロナウィルス感染症に、もしも今この瞬間から、東京でだれ一人も新しく感染しなかったら、2週間後には、ほとんど新しい患者さんは増えなくなり、その2週間後には、ほとんどの患者さんが治っていて、その2週間後には、街にウィルスを持った患者さんがいなくなります。』

だから今から6週間、皆さんがだれからもうつされないように頑張れば、東京は大きく変わります。

もちろん、みんなで頑張ってみても、すでに起きているクラスターからは患者さんが出現するでしょう。

でもそれに対応する方法はあります。だから東京都内で、近くの人や人混みで移されない（原文のまま）ようにしさえすれば、東京は大きく変わり、窮屈な自粛から解放されることになります。

たった6週間です。

だれからもうつされないように頑張りましょう。


この投稿に対しても、4万2000人が「いいね」と呼応してくれた。コメントも1300件を超えた。シェアはなんと3万7000人に達している。シェアしてくれた人に平均50人の「友達」がいるとして、実に180万人以上の人が目にする機会を得たことになる。

ところが、その日の夕方だった。政府が緊急事態宣言の発出に傾いていることがネットニュースで報じられ、翌3月6日の朝には、宣言の発出が確定的となった。

政府に決断を促そうとした都医の出鼻がくじかれた格好だが、尾﨑は予定通りに緊急会見を開いた。

尾﨑のFBを見た多くの記者が集まっていた。業界紙の記者だけでなく大手紙やテレビ局のカメラもある。マイクの前に立つと、いつもの〝前振り〟で始める。

「今日はこうやってマスクをさせていただいてますが、日ごろからですね、あなたの顔は怖いと言われてますので、こうやって隠しておいたほうがいいということで」

ウケたかどうかは微妙だが、続けて尾﨑はパネルを掲げて、「医療的緊急事態」を宣言した。記者の数も多いので熱が入ったのか、声のトーンがいつもよりやや高い。「6週間キャンペーン」を呼びかけ、都民に向かって「外出自粛を求めます」と促した。

記者から政府の緊急事態宣言が遅かったのではないかと問われた尾﨑は、予期していた質問に少し勿体つけるように間を置いた。

「いままでの（政府の）対応については、はっきり言って遅かったのではないかと思います」

あえて声の抑揚を殺して静かな声で答えた。まるで役者張りの演出だ。

このころ政府の対応を公の場で批判するのは、尾﨑くらいのものだった。だが、尾﨑は同じ会見で、医師会の会員たる医療従事者に対しても行動を呼びかけた。

「かかりつけ医・一般病院・基幹病院などそれぞれの役割を担うとともに、自身の感染予防に努めながら、この緊急事態に応じたさらなる使命を果たすよう求めます」

ごく当たり前のことを言っているように思える。だが私はかつて、医師会の長が医師に対して「使命」を果たすよう求めるスピーチを聞いたことがない。医師会というのは、医師が医療ミスで訴えられたときでさえ身内をかばってきた組織だ。さもなければ、突き上げを食らう。会員にそっぽを向かれては、会長の座を維持するのは難しい。だから、感染リスクを承知したうえで「使命」を果たすよう求めることは、都医会長としては勇気のいる呼びかけなのだ。

海の向こうの米国では1日当たりの死者は1000人を超え、イタリアでも500人を超えていた。治療中に感染して亡くなった医療従事者も少なくない。パニックに陥った医療機関の様子が連日、映像として流れてくる。日本の医師も感染を恐れて尻込みしたとしても不思議ではない。

東京・台東区の永寿総合病院では院内感染が広がり、3月25日現在で11人の看護師や入院患者が感染していることが明らかになっていた。その後も感染は広がっていく。地域の中核病院の診療がストップすれば、住民にとっては大きなダメージだ。病院経営も立ち行かなくなる。病院が感染者を受け入れるには、こういったリスクを引き受ける覚悟が強いられる。

インフルエンザであれば、マスク1枚で乗り切れる。尾﨑自身、患者からうつされたことは一度もない。たとえうつされてもインフルエンザには治療薬があるし、ワクチンもある。だが、新型コロナウイルスの場合は、それがない。得体の知れないウイルスに対する恐怖感は、なかなか拭えるものではない。

それでも多くの病院に感染者を受け入れてもらい、開業医も発熱患者を診なければ、日本でも医療崩壊は免れない。欧米の医療機関で起きている悲劇は、日本でも起こり得るのだ。医療が崩壊したら、助かる命を助けられなくなってしまう。

医師会が医師を守ることだけに専心すれば、感染者の診療を控える病院や開業医を容認すればいい。だが、尾﨑はそうはしなかった。都民の命を最優先に考えるのであれば、ひとりでも多くの医師に発熱者の診療に当たってもらうしかない。守るべきは会員たる医師か都民か。相反する命題に立ち向かう尾﨑の覚悟を知ったのは、緊急事態宣言が出される直前の4月2日のインタビューだった。

尾﨑は、まず米国での事情を持ち出した。

「海の向こうでは、医師が次々と感染しているでしょ。たくさん死んでいる。ぼくの後輩にあたる日本人研究者は、専門でもないのに募集に応じて感染者の臨床現場に入ったんだよ。いつ死ぬかわからないのに。アメリカの医師は、総力戦で乗り切ろうとしている。日本でも総力戦を覚悟するときが必ず来るはず」

そして政権に噛みついた。

「政治家も自民党も、お前ら『闘え』と言うだけで、そのための武器（防護服やマスクのこと）はくれないし、（緊急事態）宣言も出さない。挙句にはくだらんマスクを民間に配って、『国民の不安は、パッと消えますから』って、平和ボケもいいところだ。命と向き合っているという覚悟が政府にはないんだよ」

最後は、自らの覚悟について。

「医師もナースも事務職も、コロナを嫌がるのも無理はない。ぼくだって怖いよ。クリニックでも緊張の連続だ。でもさあ、いま診なきゃ、いつ診るんだという話なんだよ。ここで逃げたら、自分だけ助かったとしても、それはトラウマになる。それは生涯つきまとうよ。少なくとも、ぼくだったらね」

欧米と同じような修羅場が日本でも起きるかもしれないなかで、尾﨑は目の前に迫った恐怖と闘いながらも「トラウマ」という言葉で自らを奮い立たせているようにみえた。

私が抱いていた「不遜」という尾﨑像が解けていくきっかけになったのが、この尾﨑の「トラウマ」という発言だった。ともすれば国民を蔑ろにしてきた歴史をもつ医師会を見てきた私にとっては、原点に立ち返ったかのような尾﨑の姿勢に、軽い驚きを感じた。

とは言うものの、ジャーナリストというのは意地が悪い。それから半年後の10月12日のことにはなるが、尾﨑の「覚悟」が本物であるかどうかを、もう一度、確めたくなった。

会見で質問に立った私は、尾﨑にこう問いかけてみた。

「診療所の入り口に『発熱患者は断りします』との張り紙を掲げたクリニックが、いまだにあるが」

多くの記者が詰めかけた会見で都医会長として発する言葉は、ひとりのジャーナリストの個別のインタビューに答えるのとは重みが違う。公共の電波に乗って不特定多数の国民、さらには医師や医師会幹部が見ることになる。ＹｏｕＴｕｂｅに動画も残るし、都医のホームページでも過去の会見を閲覧できる。ひとつ言葉を間違えれば、医師から吊し上げを食らうかもしれない。

自分の席から壇上にゆっくりと歩んだ尾﨑は、こう答えた。

「診療所の先生は開業するにあたって、地域の関係者に挨拶状を送るんです。決まり文句になっているんですが、『地域の住民のために邁進してまいります』という文章が入るんです。我々は保険診療をしている以上、地域医療への貢献は、医師に課せられた義務ではないかと思っています。もし、危険なことはやらないんであれば、保険診療をやめて自由診療でやっていただければいい」

『課せられた義務』と断言し、いやなら保険診療を「やめればいい」とまで言い切った。半年前の尾崎の覚悟は、本物だった。

もちろん医療機関の形態によって果たす役割は違う。基幹病院には感染者を受け入れる体制を築いてほしいし、感染者の受け入れが困難な一般病院でも、感染後のアフターケアを担うことで基幹病院の負担を軽減できる。診療所でも時間を区切って発熱外来を受け入れることで貢献することは可能だ。それぞれの領分でコロナ診療にかかわることができれば、医療崩壊を防ぐことが可能になる。

だが、尾崎はやがて大きなジレンマに陥ることになる。

◆都と官邸の攻防

尾崎を訪ねて都医に向かうときは、約束の5分前に到着するようにしている。入口でいつもの警備員さんと挨拶を交わし、7階の役員室のフロアに上がると、秘書の「甘利さん」が出迎えてくれる。尾﨑の準備ができていれば、すぐに会長室に通される。

都医の会長室だけあって、15メートル四方ほどはあろうか。だだっ広い部屋の窓側にある会長席のわきには、FBでお目にかかる「アイボ」が鎮座している。その机の向こうから、「オー、ハイハイ」という太い声に出迎えられる。「オー」には、予期しない客に出会ったかのような、軽い驚きのニュアンスが含まれている。電話をかけたときにも感じることなのだが、ガラケーのディスプレイで私からの電話だとわかっているはずなのに、名前を告げると初めて気づいたかのように「オー」の次に、「ハイハイ」がくるのだ。強面を繕う精いっぱいの愛想のつもりだろうか。

話はいつも穏やかに始まる。機嫌がよくても悪くても、しゃべり口に浮き沈みはない。私に気を遣ってか、ときおり唇の右端を上げた作り笑いさえ浮かべる。「エッヘッヘ」と声は立てるが、どうしても心から笑っているようには見えない。尾﨑はどんなときも、鷹揚自若のポーズを崩そうとはしない。

だが話題が核心に触れ始めると、質問を遮るように「だ・か・ら～」を頻繁に繰り返す。これが出てくると、鬱憤を貯めた蛇口から不満の炎が一気に吐き出される。そして、パーテーション越しに尾﨑の鬼の形相が迫ってくる。

尾﨑の取材で困るのは、彼の話がアバウトすぎるのだ。持論をとうとうと展開するのだが、私はそこに至ったきっかけとなる出来事やエピソードが聞きたい。いつどこで、だれと会って、なにを話し、その結論に達し、そしてどう具体的に行動したのか。そのディテールを記事に書き込むことで、読者も場面や映像を脳裏に浮かべることができると信じているからだ。

だから尾崎の説明が途切れたのを見計らって確認しようとするが、とたんに面倒くさそうな表情になる。細かいディテールを詰めていくと、覚えていないことが多いのだ。私も意地になって、しつこく聞き返す。最後は、

「あんたの場合は、しょうがない」

そう言って、ガラケーの電話履歴やタブレット端末で、ＦＢのメッセージ履歴や日程表を確認する。

尾崎は、どの記者から、どんな取材を受けたのかは決して明かさなかった。私とのインタビューは回数こそ重ねてはいるが、けっして気を許しているわけではなさそうだ。私は旧態依然とした悪しき医師会スタンダードを変革したいと考える尾崎に共感する一方で、医師会に対して厳しいスタンスを取り続けていることを知っているからだ。尾崎が批判されるようなことをすれば、それを記事にすることだってあり得る。尾崎はそれを前提に取材に応じてくれている。

そんななかでも、彼は言わないことがあっても嘘をついたことがない。ジャーナリストの私に言いたくないことは多いだろう。そのことで文句を言うつもりもない。だが、嘘だけは別だ。嘘をつかれれば、人として信頼できなくなる。本当のことを言っているのかを確かめるために、

角度を変えて質問しても、答えは一貫していた。半年後に同じ質問をしても、記憶違いでもない限り彼の答えはブレたことがない。根掘り葉掘り尋ねる私の取材のおかげで、私の記事をFBに上げるときの代名詞が「しつこい記者」だ。

その尾崎が仕切る都医の会見は、回数を重ねるごとに注目を集めていった。テレビ局や動画配信サイトのカメラの数が増えていく。NHKのネット配信で中継され、YouTubeなどの動画投稿サイトでもリアルタイムで視聴できる。こんな医師会の会見は、全国どこを探しても日医と都医のふたつだけだ。これは尾崎の投稿するFBが注目されたというだけではない。政府の専門家会議も、都知事の小池でさえ控えている本音ベースの政府批判を、だれに阿ることなく口にする尾崎の言葉に、メディアは価値を見出していた。

付け加えるとすれば、尾崎には言葉のセンスがある。メディアが飛びつくフレーズをひねり出す言語感覚のことだ。都民がなにを求めているのか、なにを訴えたらアピールできるか。尾崎は常に計算して準備をしたうえで発信している。

今回の「6週間キャンペーン」もそうだが、なかなか国会を開こうとしない政権を揶揄した「コロナに夏休みはない」、感染が一時収まったときには「飲むならEvery ten days」、「Not go to キャンペーン」など、わかりやすくて見出しになりやすいキーワードを次々と繰り出してくる。これにメディアは飛びつく。だから会見には記者が集まるし、テレビ番組や新聞やネット媒体のインタビューにも引っ張りだこなのだ。

私はメディアに出て言うべきことを発信する尾崎は、やがて大きな代償を払うのではないかと、気をもんで眺めていたというのが実感だ。それほど尾崎の言動は従来の医師会スタンダードを逸脱していた。

◇

「医療的緊急事態宣言」の緊急会見が行われたのは4月6日、その翌日、私はアポイントを入れて会長室を訪ねている。この日は、念願の宣言発出が決まったので機嫌がいいはずだ。だが、ふだんは会長室中央にある20人ほど着席できる大テーブルで向かい合って取材に応じるのだが、尾崎は会長席に座ったまま不貞腐れたようにふんぞり返っている。

どうやら、宣言に伴う休業を要請する業種の範囲について、都と官邸がもめているらしい。

「副知事が官邸に呼ばれてさあ、どうやら官邸は休業する業種の範囲で難色を示しているらしい。宣言が出たら休業要請は各知事に委ねられるはずなのに、政府は（休業要請から）ホームセンターとか美容室を外せとか要求してきているみたい。政府はあくまで経済重視を貫きたいんだよ」

怒りというより、半ば投げやりな口調だ。

確かに休業要請ともなれば、店舗によっては存続にかかわってくる。しかも、この当時は要

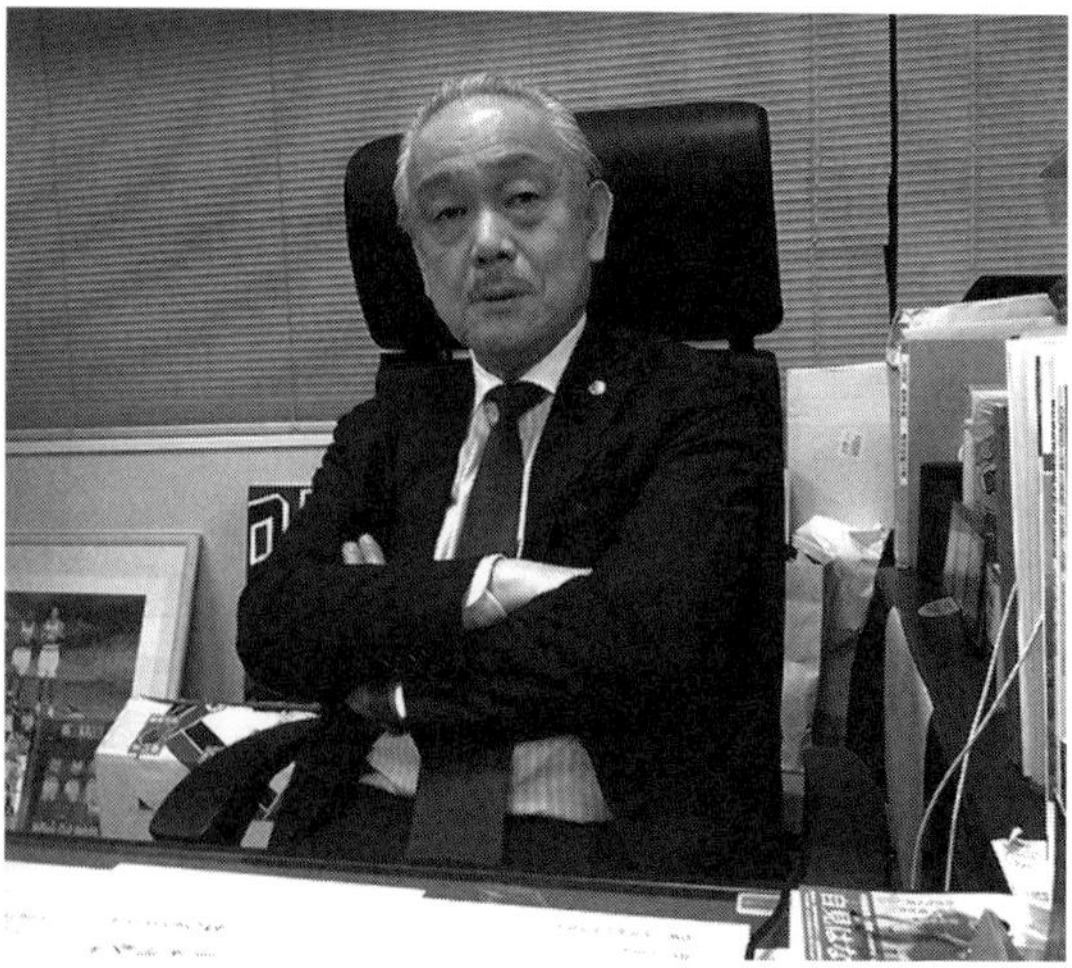

機嫌が悪いときの取材では、不満顔で腕を組む＝都医会長室で

請に伴う補償については、なにも決まっていなかったから、店側の不安は想像に難くない。

　都の当初案では居酒屋などの飲食店や百貨店、ホームセンター、理髪店・美容院などを休業要請の対象としていた。だが官邸は、「厳しすぎる」と難色を示しているという。7日の深夜になっても折り合いがつかない。宣言の発出が決まっているのに、その休業を求める対象施設が決まらないという異常な事態だ。同日夜、記者会見に臨んだ小池は、官邸との交渉について問われ、「目的がなにかが最大のポイント。命を守ることである」と答えた。経済への打撃を極力抑えて「社会的混乱を避けたい」とする官邸と、激しい攻防が繰り広げられたわけだ。

　尾崎は、経済再生相という経済担当の大臣である西村が小池の交渉窓口になっていること自体に違和感を覚えていた。

　4月8日の深夜、尾崎のFBへの投稿（抜粋）だ。

専門家を大事にしよう。

例えばリーマンショックの時、我々医療界が率先して口出ししたでしょうか。

まずしたいと思ってもできません。

詳しいことがわからないからです。

今の日本はどうでしょうか。

新型コロナ感染症の拡大をこれ以上防ぐことに、詳しい知識と見識を持った人は、経済の専門家ではないはずです。

しかるに、この緊急事態宣言の責任者は、この非常事態に、理髪店や美容院、ホームセンターを開けておかなければいけないと言うようなことを、多忙な知事を集めた会議でいうような見識のお方のようです。

今や、市中の人がだれでもコロナにかかっていても不思議がない時に、近距離で会話しながら、ヒゲを剃ったりもする理髪店でのやりとりが、全く危険のないものなのか、またここ１ヶ月で、絶対いかなければならない場所なのか、私にはわかりません。

簡単な道具であればコンビニでも売っています。

ホームセンターが必要なのでしょうか？

せっかく待ちに待った宣言をお出しになって頂けたのですから、ぜひ、東京都の事情が分かっている東京都の専門家と行政に、東京都のやり方は、お任せいただきたいと思います。そして休業要請の際は、国の休業補償、都で考えている小規模店に感染症予防協力金の制度など、セットで提案いただき、休業する業者の方が、少しでも安心して休業できる仕組みをお願いいします。

「多忙な知事を集めた会議でいうような見識のお方のようです」とは、まさに経済再生相の西村を指している。尾﨑にしてみれば、出歩く目的を取り除くことがもっとも効果的だと言いたいのだ。店が開いていれば人流を止めることができない。確かに7日の衆院運営委員会でも西村は、野党の「理容室、美容院、ホームセンターは閉まってしまうのか」との質問に対して、「これはいずれも私たちの国民生活、安定的な生活を営むうえで必要な事業だと考えております」として対象から外すことを示唆している。尾﨑は、西村に「出しゃばるな」と告げたかったのだ。

私と尾﨑では、この西村の評価もだいぶ違う。

西村は専門家会議の座長である脇田隆字（国立感染症研究所所長）や副座長の尾身茂（当時は地域医療機能推進機構理事長）らと、連日のように会合を重ねていた。官邸の意向を斟酌し、専門家との板挟みに遭いながらも、むしろ専門家の意向を尊重していたように私にはみえた。西村本人が著した「コロナとの死闘」によると、緊急事態宣言の発出の是非を巡って、菅や財務相の麻生太郎ら経済重視派が宣言に消極的だったのに対し、西村は3月27日の段階で首相に電話で「総理、緊急事態宣言を出すべきです」と進言していた。その後、医療がひっ迫したおりには、尾身ら専門家と歩調を合わせて、西村は声を張り上げて行動制限を訴えていた。ときには勇み足もあったが、経済の担当大臣でも専門家と真摯に向き合っていた政治家のひとりだと私は思っている。

最終的には4月9日に都と官邸の双方が歩み寄り、居酒屋などの飲食店については午前5時から午後8時までの短縮営業、お酒を出す店は午後7時までと要請したうえで、都の予算で「感染拡大防止協力金」を払うことなどで合意した。官邸が最後まで難色を示していたゲームセンターやマージャン店などは、休業要請で落ち着いた。ただ百貨店やホームセンターの生活必需品売り場や、理髪店・美容室については対象外とされた。

翌10日の会見で小池は「（知事の）権限はもともと代表取締役社長かなと思っていたら、天の声が色々と聞こえまして、中間管理職になったような感じではありますけれど」と、有名なセリフを口にする。この言葉について、西村は「コロナとの死闘」で反論している。

「法律上どの範囲まで休業要請できるのか判然としなかったため、法制局とも何度もやりとりをした結果でした。（中略）１０００平米を超える大型店は休業を要請されますが、それ以下のものや政令に書かれていないものは、休業の要請はできないとはっきりさせました。（中略）（小池知事は）『都のことはすべて都で決められると考えていたら、国から横槍が入った』との思いを皮肉まじりに発言されたのでしょう。しかし、その『天の声』とは『法律の声』です。

都知事の権限であっても、法律を超えて行うことはできません」

西村評についてては尾崎とは隔たりがある私だが、この西村の理屈には首を傾けざるを得ない。ウイルスの特性さえわかっていないこの時期に、法律がオールマイティと言えるのだろうか。パンデミックの状況に応じて法律を変えていくくらいでなければ、現実的な対応は遅れるばかりだ。徹底的に人の流れをストップさせるための宣言だが、日本の場合はあくまで「要請」レベルのもの。それでも業態を絞らなければならないのはなぜなのか。「法律の声」の前に専門家の意見を十分反映すべきではなかったか。

◇

3月末の小池のロックダウン発言で人の流れは一気に減ったが、4月7日に初の宣言が発せられると、繁華街の人影は完全と言っていいほどに途絶えた。以前、東日本大震災の時に、被災地の都市を「ゴーストタウン」と表現して物議を醸した政治家がいた。だが、渋谷の街は文字通り、世界の街が廃墟となった映画のワンシーンではないかと思うようなゴーストタウンと化した。

夕方になればショッピングや飲食や出会いを求め、無数の若者たちが往来していた駅前のスクランブル交差点では、幾何学模様の白線だけが浮かび上がる。その上をときおり行き交うのは、四角いリュックのウーバーイーツの配達員くらいなものだ。日に何千万円、何億円というお金を運ぶ血流が断たれた街は、すっかり色褪《あ》せ危機に瀕していた。

一方、尾崎は朝のニュースで見た光景に目を疑った。品川駅の通勤風景は、ほとんど変わっていない。テレワークを求めたにもかかわらず、企業の取り組みはいかにも緩慢だ。

そんなとき医療系の自民党参院議員から電話がかかってきた。東京の医療体制は大丈夫かという問い合わせだ。機嫌の悪かった尾崎は、さらに頭に血が上った。

「大丈夫もクソもないだろう。あなたたちが全部邪魔してるんじゃないか」

例の「クソ」が始まった。尾崎の言う「邪魔」とは、東京都が示した休業要請案に難癖をつけてきた官邸の対応を指している。

「苦しんで医療体制を築こうと、みんなギリギリで頑張っているのに、この間に感染が拡大したらどうするんだ」

そう言うと、尾崎は電話を一方的に切ってしまった。

さすがに大人げなかったと反省した尾崎は、夕方にその議員にメールを入れた。

「なぜ居酒屋などを外したのか。電車通勤を抑える知恵がないのか。そうしたことで8割の接触を減らす後押しをすることが、あなた方の務めでしょう。医療体制は感染のスピードさえ緩めていただければ、しっかりやります。餅屋は餅屋です。よろしくお願いします」

「8割の接触を減らす」とは、クラスター対策班の西浦が提唱した理論疫学上の数値目標だ。

新規感染者数を1日に10〜20人にまで下げるには、人の接触を8割削減する必要があるとのシミュレーションにもとづいている。

4月11日、正式な休業要請を伴う緊急事態宣言が始まった。尾崎が日医会長の横倉に緊急事態宣言を急ぐよう求めたメールから12日が経っていた。

◆国のトップとして求められるスピーチ

私は緊急事態宣言に対する違和感が拭えなかった。国民の自由を制限する宣言に対して観念的な拒否感があったし、そのことを尾崎にも伝えたことがある。尾崎の反論は、こうだ。

「パンデミックという非常事態に、感染が爆発して社会がマヒしちゃったら、経済どころではない。自由を謳歌する命もなくなるんだ。とにかく人の流れを一度ストップさせること。閉店した店にはきちんと補償して、なんとか耐えてもらう。それがあなたの言う、自由を守ることにもつながっていくんじゃないか」

そして尋ねてきた。

「メルケルの演説、聞いた?」

ドイツ首相のメルケルのスピーチのことだ。彼女が国民に向かって自粛を促す感動的なスピーチをしたことはニュースで知っていたが、その全文を聞いたことはなかった。さっそくネットで調べてみた。

3月18日に行われた演説で、国民に思い遣りと助け合いを呼びかけるヒューマニティあふれる内容だった。メルケルは、国会議事堂のパネルをバックに、静かだが威厳を感じさせる力強い口調で話し始めた。

（以下林フーゼル美佳子氏の試訳を抜粋しながら引用）

「第二次世界大戦以来、これほど市民による一致団結した行動が重要になるような事態がわが国に降りかかってきたことはありませんでした」

ドイツは日本と同様に第二次世界大戦を負の遺産として引きずって、東西ドイツの統一という経過をたどって民主主義を勝ち取った。その重さを、戦後長いこと抑圧された生活を強いられてきた東ドイツ出身のメルケルは痛いほど知っている。

「旅行および移動の自由が苦労して勝ち取った権利であることを実感している私のようなものにとっては、このような制限は絶対的に必要な場合のみ正当化されるものです。そうしたことは民主主義社会において決して軽々しく決められるべきではなく、一時的にしかゆるされません。しかし、それは今、命を救うために不可欠なのです」

経済への影響を懸念して緊急事態宣言の発出に二の足を踏んでいた日本政府とは対照的に、それでもロックダウンを徹底しなければ守れない命の尊さについて訴えている。

「コロナ感染の症状がひどい患者が短期間に多数入院してきたとしたら、完全に許容量を超えてしまうことでしょう。これは統計の抽象的な数字だけの話ではありません。お父さんであり、おじいさんであり、お母さんであり、おばあさんであり、パートナーであり、要するに生きた人たちの話です」

忘己利他という言葉があるが、人は他人のために行動するときにこそ大きな力を発揮するようだ。メルケルもそこをついた。統計的な数値という目に見えない概念よりも、家族や愛する人を守るための、より利他的な思いを訴えたわけだ。

そしてメルケルは、医療従事者への感謝の気持ちを述べているが、感謝すべきは医療従事者だけではないことを念押ししている。生活必需品は滞りなく店舗に補充されていくことを約束したうえで、それを扱うスタッフへの心のこもった言葉だ。

「日々スーパーのレジに座っている方、商品棚を補充している方は、現在ある中でも最も困難な仕事のひとつを担っています。同じ国に住む皆様のために尽力し、言葉通りの意味でお店の営業を維持してくださりありがとうございます」

そして、パンデミックを乗り越えるためには、親愛の情を示すスキンシップを避けなければならないことが、もっとも困難なことだと説いたうえで、それこそが命を救うことにつながる思い遣りなのだと訴える。

「（スキンシップを避ける）こうした要求がどれだけ難しいことであるか、私は承知しています。緊急事態の時こそお互いに近くにいたいと思うものです。私たちは、好意というものを身体的な近さやスキンシップとして理解しています。けれども、残念ながら現在は、その逆が正しいのです。今は、距離だけが思いやりの表現なのです」

「おじいちゃんおばあちゃんと孫は今一緒にいてはいけない、と」

メルケルを追い続けたジャーナリストが、この翌年の11月に著した「メルケル　世界一の宰相」（カティ・マートン著、倉田幸信・森嶋マリ訳、文芸春秋）では、この演説について「（ドイツ）国内におけるこの致死的なウイルスの流れを変えた。いや、その感染力の強さを考えれば、国境の外側における流れさえも変えたと言っていい」と絶賛している。

なぜメルケルの演説が、国民の心に届いたのか。同書では、こう分析する。

「ドイツ人はその言葉を信じた。なぜなら、これまでの十五年間でメルケルに嘘をつかれたことは一度もないからだ。国民をうんざりさせることはあったろうし、自分の決めたことについて国民が納得するまで十分に説明しなかったことは何度もある。だが、事実を粉飾することはめったになく、事実をでっちあげたことは確実にない。信頼の積み重ねが、今になって人々の命を救った」

同書がメルケルを礼賛する類のノンフィクション本であることを割り引いても、日本のリーダーとの格の違いを見せつけている。「事実を言わないことがあっても嘘を言うことはなかった」という私の尾崎評に似たところもあるが、言葉もさることながら、それを発するリーダーの人柄こそが大切だと説いている。不祥事のたびに詭弁を弄して生き延びたどこかの宰相とは、信頼感という点で大きく異なる。日本には国民の心を揺さぶるリーダーがいないことを突きつけられたのが、このメルケルの演説だ。

尾崎が「メルケルの演説、聞いた?」と私に尋ねたのは、強権的な介入措置の必要性を伝えたかっただけでなく、日本にはこういったリーダーの言葉がないことを嘆いているのだ。

私は、私権を制限する緊急事態宣言に対する違和感は、いまでも心のどこかに根強くある。ふだん通い慣れた生彩豊かな渋谷の街が、一瞬のうちに単色に塗り替えられたことへの反発もある。それ以上に自由を束縛されることへの拒否感であることは、自分でもわかっている。尾崎に、「パンデミックという非常事態で自由を謳歌する命も失われる」と言われると、確かにその通りだ。メルケルの言う「思い遣り」には同意せざるを得ない。

私がマスクをするのも、人に会う前に市販の抗原検査を試すのも、他人にうつしたくないからだ。いつ自分が感染しているかわからない状況のなかで、私と接触する相手の向こうに、その両親や年老いた祖父母がいるとすれば、「俺の自由だ！」とは、とても言えない。これを同調圧力と表現するなら、それでもいい。名もない命ではなく、一人ひとりの尊厳を頭の中に描けるよう意図したメルケルのスピーチの延長線上に、自由があるのだと悟れば、緊急事態宣言は甘んじて受け入れるしかない。

◆選手村を使えないか

私が、尾崎への「しつこい」取材を重ねていくと、彼がだれを拠りどころにしているのかがみえてくる。都医としての最終的な決定はすべて尾崎が下している。だが、そこに至る参考意見や医療現場からの情報収集など、あらゆる場面で3人の副会長に支えられていることがわかる。将来は日医会長の呼び声高い尾崎だが、なかなか腰を上げない理由のひとつが、この3人の副会長の存在だ。尾崎自身、彼らへの謝辞は惜しまない。

「ぼくの考え方を理解してくれる彼らがいるから、都医を変えることもできたし、コロナ禍でも次から次へと手を打つことができる。いまの都医で十分にやりがいを感じられるのは、彼らのおかげかもしれないな。日医に行ったら、彼らのような役員がそろうとは限らない」

その副会長のひとりが、都病院協会の会長も兼任している猪口正孝だ。病院団体のトップが医師会の副会長であることは珍しい。だが、開業医に偏った医師会のイメージを払しょくするために、尾﨑は猪口を意識的に副会長に据えた。超高齢化社会を迎え、病院と開業医の連携はますます重要視されてきている。とくにコロナ禍では病院との協力関係が問われる。そういった意味で、猪口の存在は貴重だ。なにより知事の小池の信頼も厚いので、尾﨑の思いや考えを伝えることもできる。

副会長の角田徹は、その猪口より2年遅れて副会長に就任した。三鷹市で消化器内科のクリニックを経営するが、都医では公衆衛生の担当だ。つまり新型コロナウイルスの対策全般は、彼に委ねられていることになる。診療体制からＰＣＲ、ワクチンなどあらゆる分野に目を配る。会見では少し早口だが、平易な言葉遣いでよどみなく話す。答えられない質問はないほど精通しているので、尾﨑は、依頼のあったテレビ出演を角田に回すことも少なくない。

３人目の副会長は平川博之だ。東京都老人保健施設協会の会長を務めている。世界でもっとも被害が深刻になった米国では、高齢者施設における感染対策の失敗が爆発的な死者数につながっている。だから東京では早くから危機意識を持って高齢者施設対策を講じてきた。深刻な感染拡大を抑えられたのは、平川のおかげだと尾﨑は思っている。

感染が拡大していた3月下旬、医療体制の整備が喫緊の課題だった。医師会には病院に病床確保を指図する権限はないが、このままでは医療がマヒしてしまう。ただ手をこまねいていた

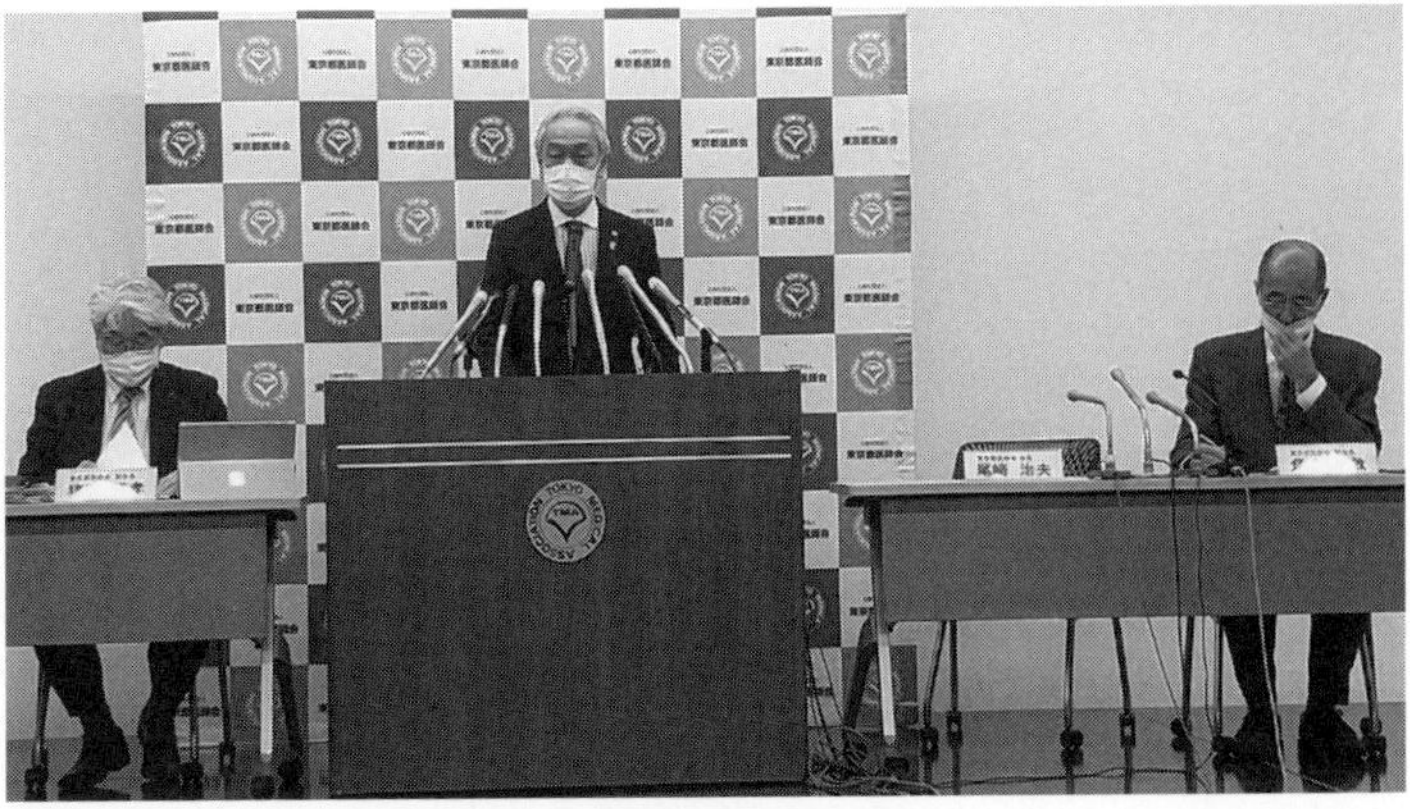
尾﨑を支えるのは猪口、角田、平川の３副会長＝都医の会見で

わけではなかった。

３月末の段階で、東京都内に確保できていた病床は約７００〜７５０床で、すでに６００床以上が埋まっている。感染がさらに拡大すれば、どんなに増やしても追いつかない。まずは緊急事態宣言で感染者数を抑えて、その間に受け入れ病床を拡大することだ。ところが、都からの要請にもかかわらず、多くの病院が受け入れに難色を示していた。

当時、感染者は原則として入院が必要だった。病院に陽性者があふれれば、軽症者を病院から出して重症患者に治療を集中させることが、多くの命を救うことにつながる。そのためには、軽症者を自宅療養に移していくしかない。

だが、副会長の猪口は、自宅療養には懐疑的だった。家族にうつしてしまう心配があるだけでなく、ひとり住まいだと食糧を確保するためにスーパーやコンビニに出かけかねない。感染を拡大させないためにも、宿泊場所を提供することはできないかを模索していた。猪口は尾崎と相談して都の関係者に、そして小池にも、ホテルを借り上げる宿泊療養を進言していた。

その一方、陽性者の容態が急変するケースが相次いで報告されていた。無症候者でも、瞬く間に重症に陥ることがある。肺炎を起こしていても、それに気づかない「サイレント・ニューモニア」（沈黙の肺炎）も指摘されていた。ホテルで急変した場合、すぐに治療を受けられなければ命にかかわる。ホテルに医師を配置して健康観察の仕組みを作ることは、宿泊療養を進めるうえでの条件だった。

尾崎は、延期になった東京オリンピックの選手村を使えないか、知事に打診してみた。

「食堂も備えられているし、診療所機能もある。住宅街からは離れているから、隔離には申し分ない」

小池も「選択肢のひとつね」と乗り気になっていた。

選手村が使えれば、尾崎がかねてより提唱していた専門病院構想に近いかたちができる。医師会が担う健康観察のための医師派遣も、宿泊療養が1ヵ所に収斂《しゅうれん》されていれば、感染がまん延していない地域から募ることができる。

日医には東日本大震災の際に整備したＪＭＡＴ（日本医師会災害医療チーム）という派遣部隊がある。災害時に現地に駆け付けて救護に当たるチームで、ふだんは各都道府県で通常の診療に当たっている。尾崎は日医会長の横倉義武に、ＪＭＡＴ派遣を打診した。

だが、当初は乗り気だった小池がトーンダウンした。どうやら選手村は、五輪後に分譲販売・賃貸を予定しているので感染対策で使うことは難しいようだ。

最終的には、都がホテルを借り上げることに落ち着いた。ホテルも宿泊客の激減に悩んでいた。風評被害のリスクはあるものの、少なくとも宿泊療養を担う間は売り上げにつながる。さっそく東横インが名乗りを上げてくれた。

猪口が中心となって、体制づくりを急いだ。地域の医師会が、チームを組んで健康観察に当たるためだ。看護師がフロントから部屋にいる感染者に電話を入れて、容態を確認する。急変した場合には医師の判断で、必要であれば病院に搬送する。本来、これらはすべて保健所の役割になる。だが、業務過多に陥っていた保健所は手が回らない。その分を医師会がカバーするわけだ。

猪口は感染症の専門家を現場に連れて行き、ゾーニング計画を練った。防護服を着て通るゾーン、感染者が通る通路など感染を広げないための区分けだ。弁当の配り方、退院の条件となる2回のＰＣＲの実施方法まで相談してマニュアルを作り上げた。協力してくれる医師を都医に集めて、防護服の着脱訓練を何回も繰り返した。

当初は厚労省が難色を示し、なかなか話が前に進まなかった。尾﨑は知り合いの厚労省医系技官にプレッシャーをかけるなどして、ようやく厚労省も折れた。その宿泊療養にゴーサインが下されたのは、緊急事態宣言が発令されたのと同じ4月7日だ。最終的には、ホテルでの宿泊療養方式は全国に広がっていく。

せっかく始まった宿泊療養だが、問題がなかったわけではない。ホテルで薬を出す必要が生じても、医療施設ではないから市販薬しか出せない。眠れない感染者に睡眠薬さえ出せない。スマホなどで熱や容態を自動的に送信するオンライン化が間に合わず、電話を使うアナログだ。

一番困ったのは、自宅療養を選択する感染者が多いことだ。都は、軽症者については宿泊療養に一本化する方針を決めていた。だが厚労省が「こちらが優先と申し上げるつもりはない」（4月4日付の朝日デジタル）などと一本化しなかったために混乱が生じた。ふつうに考えれば、一歩も部屋から出られないホテルよりも、住み慣れた自宅を選ぶのは理解できる。なかには入居者が定員の2割にも満たないホテルまで出てくる始末だ。開業医から「せっかく診療所を休んで詰めているのに、ほとんどやることがない」などの苦情も出たほどだ。

しかし、第2波～第3波では、その自宅療養をしている感染者から、多くの死者を出すことになる。

尾崎がなにより悔やむのは、そうした宿泊施設を担う開業医が足りなかったことだ。開業医となれば医師はクリニックを休んで宿泊療養の拠点に詰めなければならない。尾崎が期待したほど手をあげる医師は多くはなかった。猪口のつてで、病院の勤務医から派遣せざるを得なくなった地域もある。

そこに負い目を感じることになった尾崎だが、それでも軽症者を病院から出すという、当初の目的は達成できたと思っている。

◆医師会主導のPCRセンター

そしてもうひとつ。同じように尾崎が取り組んだのが、「目詰まり」を起こしていたPCR検査を、どうやって増やすかという難題だった。

3月中旬から感染が広がり始めた東京で、市中感染が深刻な事態を迎えつつあったころ、尾崎のクリニックにも発熱患者が何人もやってきた。レントゲンを撮ると、肺炎らしき兆候がある。PCRを依頼するために保健所の「帰国者・接触者相談センター」に電話をかけるが、なかなかつながらない。やっと通じたと思ったら「CT（コンピューター断層撮影）は撮りましたか」と尋ねてくる。だが、CTを備えた診療所などそれほど多くはない。なかには息苦しさを訴える患者もいたが、陽性が確認されなければ宿泊療養さえできない。やむを得ずに検査を断念して自宅療養を続けざるを得なかった患者が何人もいる。

副会長の角田のクリニックにも、感染が疑われる30代の女性患者がやってきた。レントゲンでは通常とは違う肺炎の影が認められる。保健所に電話を入れると、入院相当の重い症状でないとPCRはできないと断られた。

医師が検査を必要と判断しても、保健所にはねられるケースが相次いでいた。この問題が一気にクローズアップされたのは、2月28日付の毎日新聞の記事だ。

「新型肺炎検査体制、追いつかず　断わられたケース続出」

辛い症状を抱えながらも「保健所は『重症化しなければ検査できない』の一点張り」など検査が拒否される実態を問題提起した記事だ。これがきっかけとなり、テレビの情報番組ではPCRに消極的な国や保健所の姿勢に批判が集中した。

日医が3月18日に公表した独自調査では、開業医が保健所にPCRを断られたケースが、2月26日〜3月16日の間に290件あった。

その最大の原因は、保健所の機能不全だった。

当時、PCRに付随する業務は、すべて保健所が担っていた。検査が必要かどうかの判断や、検査を実施する帰国者接触者外来病院（以下、専門外来）への誘導。そこで採取した検体を地方衛生研究所（地衛研）に運搬する業務。陽性となれば入院手配や患者の送迎まで、すべてが保健所にのしかかる。

保健所の業務は、それだけではない。PCR陽性者に対する疫学調査が待っている。日本の場合、手間も時間もかかる「後ろ向き疫学調査」が実施されていた。欧米などでは濃厚接触者の割り出しが中心なのに対して、日本では過去1週間の行動を振り返って感染源まで突き止める。クラスターにたどり着けば、さらに聞き取る人数が増えていく。さらに、自宅療養者の食事の手配や健康管理など、とてつもない業務内容だ。

その保健所は、これまで統廃合の憂き目にあってきた。戦後は、結核や腸チフスなど各種の感染症対策の担い手となってきたが、衛生環境の改善とともに役割が見直されてきた。高齢者などの福祉分野との連携を図るため、94年に保健所法が地域保健法に改定されたのをきっかけに、保健所は「機能強化」を掲げながらも大幅に減らされてきた。

89年に848ヵ所あった保健所は00年に594ヵ所に大幅に減らされ、20年時点では469ヵ所になっている。ここ30年で4割以上の保健所が削減されたことになる。

保健所とともに目詰まりが指摘されたのは、全国に86ヵ所ある検査機関である地衛研だ。パンデミックとなれば検査件数は通常の何十倍、何百倍にもなり、人を動員しても検査機器が足りずに許容限度を軽くオーバーしてしまう。厚労省の地域保健・健康増進事業報告によると、全国の地衛研の職員は00年度の3713人から18年度には2925人と2割以上減らされている。

当時、東京都健康安全研究センター（都安研）では、96検体を同時に検査できる装置が2台あり、それぞれ日に3回稼働させるのが精一杯だという。結果が出るまでに6時間かかるから、3回目は深夜にならざるを得ない。1日に検査可能なのは約550検体ほどだという。

2月当初は10人ほどで回していたが、4月からは経験のある職員を募って30人体制で臨んでいる。おまけに輸入に頼っていた試薬が不足した時期もあり、増え続ける検査件数に対応しきれないという。

実は09年の新型インフルエンザ当時の対策を検証するために、翌10年3月に「新型インフルエンザ対策総括会議」が開かれ、専門家らが議論を交わしている。きたるべきパンデミックのための行動計画を策定する基礎となる提言をまとめるためだ。

議事録を辿ってみると、ここで保健所や地衛研の体制について数々の問題点が指摘されていた。

「保健所や地方衛生研究所を含めた感染症対策に関わる（中略）組織や人員体制の大幅な強化、人材の育成を進める」

「地方衛生研究所のＰＣＲを含めた検査体制などについて強化するとともに、地方衛生研究所の法的な位置づけについて検討が必要である」

「法的位置づけ」とは、保健所が地域保健法で定められているのに対し、地衛研は厚生事務次官通知や要綱などに定められた組織だ。「予算や人員の草刈り場」と揶揄されるほど不安定な機関だ。

今回のパンデミックを迎えて振り返ってみると、これらの提言が生かされた形跡はない。

いったい、なぜなのか。その原因のひとつが、政権交代だ。

この対策総括会議の報告書が作成されたのは、民主党政権下の10年6月のことだ。その2年半後の12年12月、自民党が政権を奪還している。つまり、数々の提言が報告書に盛り込まれたが、11年3月の東日本大震災で忙殺されていた民主党政権が手を付けないうちに、自民党政権に引き継がれたことになる。

自民党政権下の13年に作成された「新型インフルエンザ等対策ガイドライン」でも、検査体制の整備に触れてはいる。

「厚生労働省は都道府県に対し、地方衛生研究所における新型インフルエンザ等に対するPCR検査等を実施する体制を整備するよう要請し、その技術的支援を行う」

ここで「財政的支援」と言わずに「技術的支援」に留めているところに、自民党の〝本気度〟が伺える。責任を都道府県に押し付けたうえで財政措置はしないとなれば、動きかけたものも止まってしまう。せっかく新型インフルエンザの教訓をもとに提言がなされても、パンデミック対策が進まなかった原因のひとつに政権交代があったことがみえてくる。

さらに責任が問われるとすれば、この報告書を取りまとめた厚労省だ。政権が交代しても行政は継続しているはず。厚労省の官僚はこの10年間、なにをしてきたのだろう。

◇

PCRの「目詰まり」を見かねた尾﨑は、打開策を模索していく。感染症全般を担当する副会長の角田と相談して、新たな手を打った。

まず考えたのは、保健所を通さずにＰＣＲを実施する方法だ。保健所は感染の可能性が高いと判断した患者を、ＰＣＲを実施する専門外来に誘導していたが、その判断のハードルが高いからなかなか検査に結び付かない。であれば、この工程を迂回してはどうだろう。つまり診療所の医師が保健所を通さず、77ヵ所ある専門外来の病院に直にＰＣＲを依頼する方法だ。

「医療機関→保健所→専門外来→地衛研」
↓
「医療機関→専門外来→地衛研」

いわば保健所をかませない、バイパスルートをつくる試みだ。

さっそく非公開だった専門外来の連絡先を、診療所に配る手配を始めた。だが、ここで問題が起きる。医師が専門外来にＰＣＲを依頼しようと連絡しても、断られるケースが相次いだ。専門外来には患者が殺到していて、余裕がなくなっていたのだ。機能不全に陥っていたのは保健所や地衛研だけでなく、検体採取の専門外来も混乱の最中にあった。

それでも尾﨑は、諦めない。ＰＣＲの数を増やすことが、感染拡大を食い止めるうえで欠かせないと信じていたからだ。そんなときに、親しい厚労省の若い役人が、尾﨑にこっそり提案してきたのが、「ＰＣＲセンター」の構想だった。

検体を採取するためだけのＰＣＲセンターを医師会がつくって、開業医らが送った患者から検体を採取する。その検体を目詰まりを起こしている地衛研ではなく、民間の検査会社に送るシステムだ。

「医療機関→保健所→専門外来→地衛研」

←

「医療機関→ＰＣＲセンター→民間検査」

保健所・専門外来・地衛研という従来のルートを迂回することで、これらの機関の負担を少しは軽くすることもできる。民間検査会社には、一度に多くの検体を処理できる装置が導入されているから、かなりの数の検査がこなせるはずだ。都内の区市町村が医師会と共同で運営すれば、患者には便利だし、開業医も発熱患者が来るたびに防護服を着脱する必要がなくなる。ＰＣＲセンターに詰める医師は、防護服を着たまま検査を繰り返すから、感染の危険性はほとんどなくなる。

このルートが実現すれば、症状が出てすぐに検査につなげることができる。早期診断は重症者を減らすことにもつながっていくと尾崎はふんだ。

このＰＣＲセンター構想がメディアで取り上げられると、都から不安の声が漏れてきた。有症状の感染者がさらに増えて、病床が埋まってしまうのではないかという懸念だ。だが、尾崎が内々に打診していた厚労省が4月15日になって、この仕組みにゴーサインを出してくれたのだ。

4月に入って間もなく稼働し、各区市町の中核となる病院の駐車場や、市庁舎の一角に設置された。すでに先行していたセンターを含めて10ヵ所から始まり、5月末には36ヵ所、6月には40ヵ所とほぼ都内全域に広がっていった。

ドライブスルーで検体採取できるスポットもできたし、自動車メーカーから都医に寄贈された検体採取用の車も重宝した。都内の病院で院内感染が起きたとき、その車を病院に横付けして1日に100人以上の患者や職員の検体を採取できた。医師会の負担は大きいが、専門外来の医師からも「負担が軽くなって入院治療に集中できる」と評価された。

PCRセンターを可能にしたのが、それまであまり使われていなかった民間検査会社だ。厚労省の「国内における新型コロナウイルスに係るPCR検査の実施状況」によると、実施されているPCR数は、国立感染症研究所、検疫所、地衛研・保健所、大学、医療機関よりも、民間検査会社の実施件数が圧倒的に多い。「最大能力」は地衛研が全国合わせ約7000件、大学と医療機関はそれぞれ約3000件だったのに対し、民間検査会社は約1万6000件に達していた。

民間をもっと早くから活用すれば、目詰まりは解消できたのではないか。ネット上では、感染研がウイルス情報を独占したいがために、民間検査機関を使わせなかったとの批判も多かった。だが、いずれも確固たる証拠・根拠たるものは示されていないので、推測の域を出ていない。

皮肉なことに、センターが稼働した直後の4月17日に、感染者数は206人というピークを迎え、以降は減少に転じたためフル稼働とまではいかなかった。だが、このPCRセンター構想は、厚労省の後押しもあって全国へと広がっていく。期せずして民間検査の有効活用にもつながった。

強面の尾﨑が優しい一面をのぞかせたエピソードがある。

4月17日、都医はPCRセンターを説明する緊急記者会見を開いた。センターがなぜ必要になったのかを問われた尾﨑は、主な理由に「保健所の機能不全」を挙げた。

当時はテレビで、盛んに保健所の疲弊ぶりが取り上げられていた。だが尾﨑は、保健所のスタッフはギリギリの線で住民のために踏ん張っていることを聞き及んでいる。にもかかわらずネット上では、「保健所が目詰まりの原因」などと矢面に立たされていた。都医が表明したPCRセンター構想が、かえって保健所の機能不全を浮き彫りにさせてしまいかねないと思った尾﨑は、会見の最後に念押しすることを忘れなかった。

「保健所の機能不全はけっしてですね、保健所の方々がわざと（PCRを）ブロックしているとかですね、そういうことはけっしてありません。本当に少ない人数で精いっぱいやっております。マスコミの方々、保健所の怠慢みたいな話が出てますが、そんなこととけっしてございません。彼らも一生懸命コロナと闘っております」
尾崎は「けっして」という言葉を3回、声を張り上げて繰り返した。

反骨の系譜

◆祖父と父の血を受け継いで

高尾駅北口から陣馬高原下行きのバスに乗る。広大な丘陵地帯に墓石が連なる都立八王子霊園を過ぎて陣馬街道に入ると、山が迫り深い緑を縫うように道路が曲がりくねってくる。辺りは農地か古い民家、小中学校などの施設のほかには、ほとんど建物が見当たらない。

30分ほどで「夕やけ小やけふれあいの里」の停留所に着く。農作業や泥んこ遊び、バーベキューなどアウトドアのレジャー施設で、週末には親子連れでにぎわう。南の方角には高尾山へ通ずる景信山があり、このまま陣馬街道をまっすぐに進めば、7キロほどで陣馬山の登り口にたどりつく。

このふれあいの里の道路向かいの小高い山をのぼると、宮尾神社の境内に「夕焼け小焼けの碑」がある。「夕焼け小焼け」の歌碑は全国のあちこちに存在するが、作詞者である中村雨紅《うこう》は、この宮尾神社の宮司の三男（記念館には次男との記述）だったのだそうだ。

「夕焼け小焼けで日が暮れて　山のお寺の鐘がなる」の歌詞は、雨紅が生まれ育ったこの地の情景を歌った。いまや碑のある八王子市上恩方町には、15歳未満の子どもの数が35人（21年3月現在）しかいないのだが、当時は日暮れまで子どもの遊ぶ声が山間にこだましていたのだろう。東京都内では、いまでも自然環境に恵まれた地域のひとつだ。

この神社からほど近い街道沿いに、尾崎の生まれ育った旧家がある。母屋の庭には池が3つ

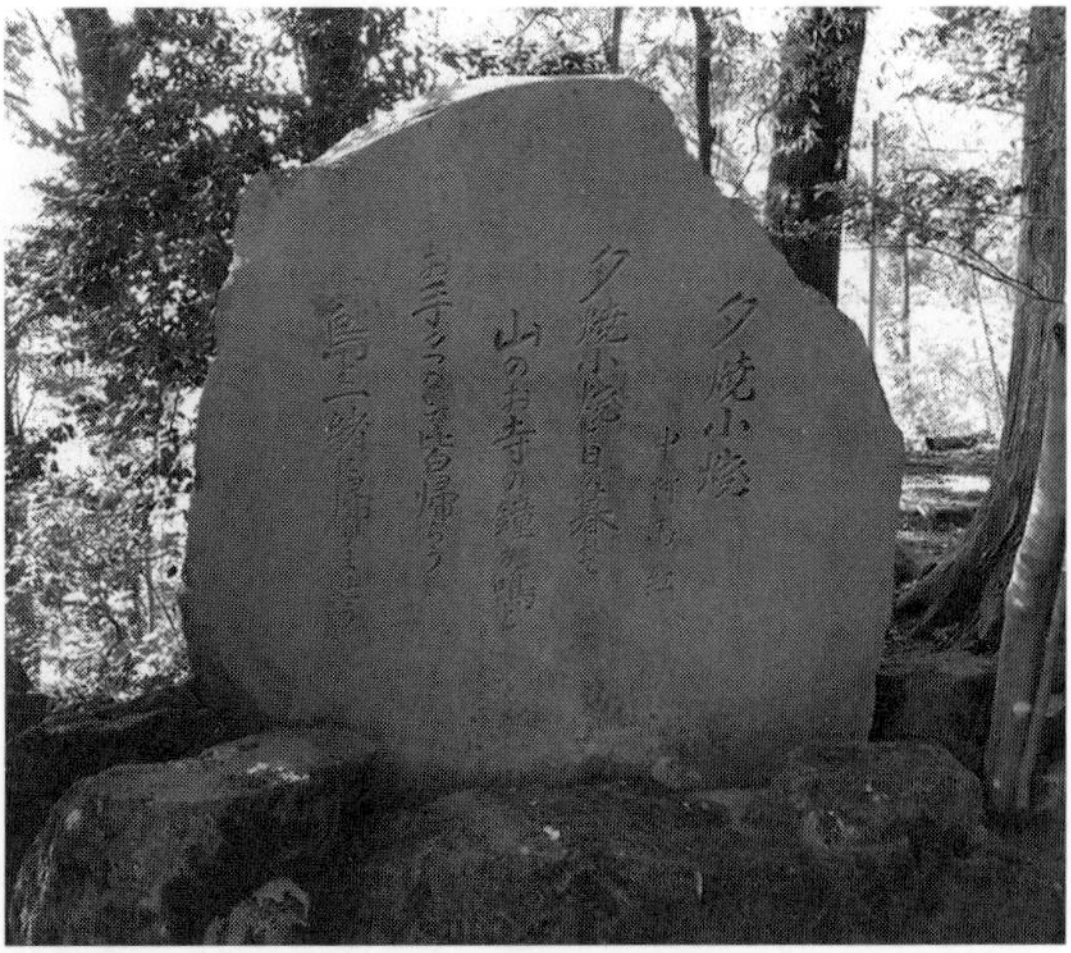

夕焼け小焼けの碑＝尾崎が幼いころ遊んだ宮尾神社境内で

もあり、周囲に広い土地を所有する大地主の３人兄弟の次男として育った。当時はまだ南多摩郡恩方村で、曾祖父も祖父もそこの村長だったから、まぎれもない名家のお坊ちゃんなのだ。

陣馬街道に沿って流れる北浅川は、いまでも清流だ。放流されたニジマスが釣り人には人気だが、尾崎が幼少のころはイワナやヤマメ、カジカがたくさんとれた。そしてこの川沿いに建つ立派な門構えのある屋敷が、尾崎が幼少時代を過ごした実家だ。幕末のころに建てられたという家屋は、改修を重ねながらもそのまま建っている。かつては養蚕業を営んだり、材木商をした時期もある。

尾崎は自然豊かなこの地で、生き物と触れ合って幼少期を過ごした。兄の康夫と一緒に北浅川の支流をせき止めて、水面を棒でたたいてヤマメを網に追い込み、一網打尽にして串に刺して焼いて食べた。竹竿の先に簎《やす》という魚を突く金属を括り付けた漁具も使ったが、近所の店の蛍光灯からミクロム線を引いて電流で川魚を感電させる荒業に挑戦したこともある。川の中に

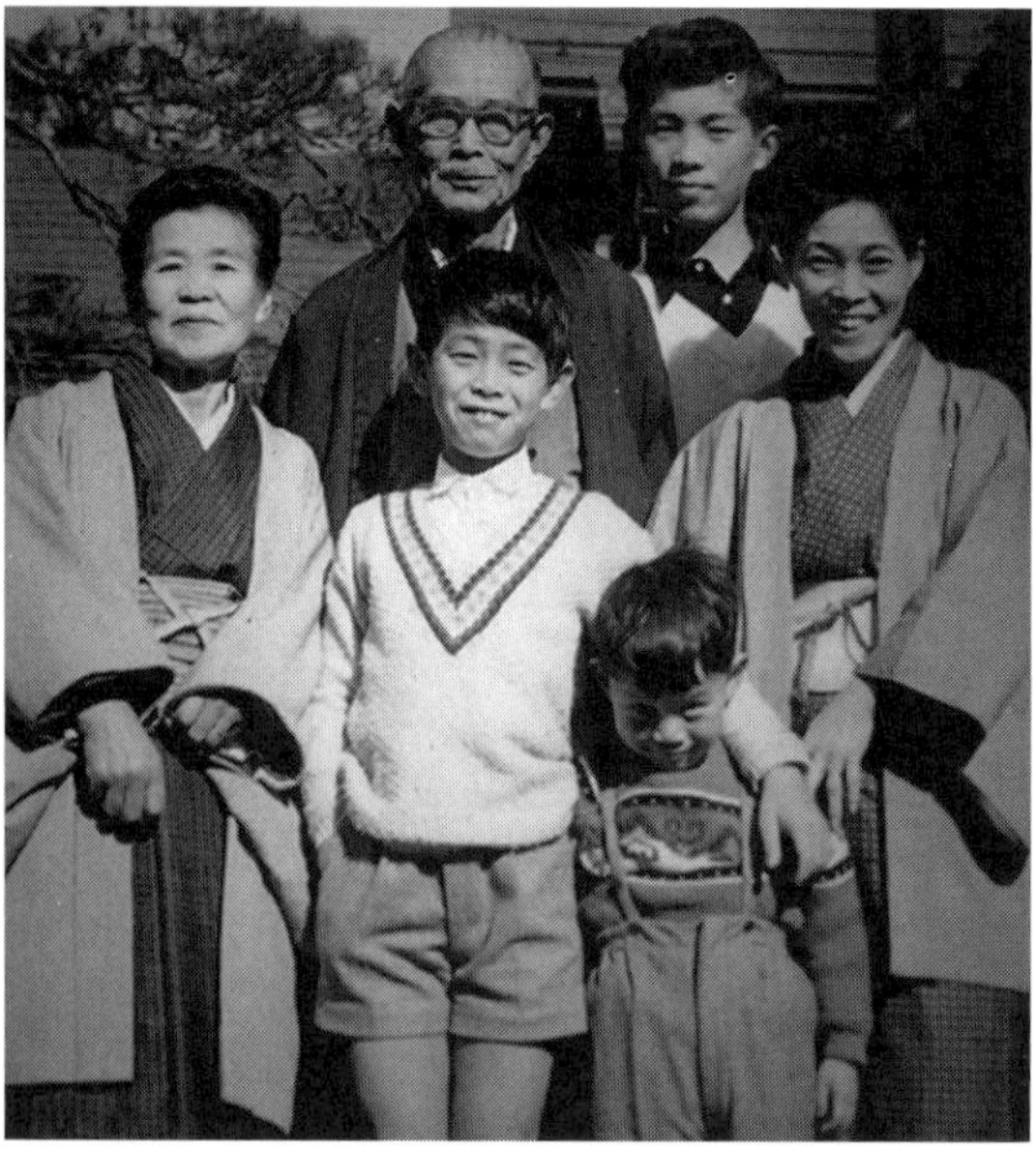

家族でのスナップ＝下段の白いセーターが尾﨑

いた兄が感電して気を失ってしまい、失敗に終わった。子どもたちは、これらの魚獲りを「川狩り」と呼んで楽しんでいたが、それも漁協ができた小学校高学年くらいまでだった。尾﨑も兄の康夫も幼いころの思い出というと、この「川狩り」が真っ先に出てくる。

こんな山間の村だから、スズメバチも多い。刺されれば命にもかかわるのだが、子どもたちにとっては格好の遊び道具だった。小学校の通学路で捕まえたスズメバチに紐をつけて放つと、巣に帰るスズメバチを追跡する目印になる。友だちと追いかけると、宮尾神社の境内にたどりついた。見つけた巣から、新聞紙を燃やした煤《すす》でスズメバチを燻《いぶ》り出し、何層にもなっている巣からハチの子をつまんで持ち帰った。みんな興奮しているから痛みを感じなかったが、家に帰るとあちこち刺された痕が残っていたというオチまで、尾﨑は懐かしそうに語る。

木々の樹液にはカブトムシやクワガタが群がり、庭にはアマガエル、アカガエル、ガマガエルなど幾種ものカエルが住んでいた。それぞれの生態も産む卵の形も違う。庭の誘蛾灯に引き寄せられて、無数の蛾が集まってくる。その蛾が池に落ちると、コイが身だけを食べ尽くす。朝になると池は一面、羽で覆われていた。裏の小屋ではウシやニワトリも飼っていた。尾崎の幼いころの心象風景は、こういった生き物を中心に成り立っている。

頭が良くて大柄だった4つ年上の兄康夫は、近所の子どもたちのリーダー的な存在だった。当時は小柄だった尾崎は、いつも兄の後をついて回っていた。いまからは想像もできないが、幼少のころの尾崎少年は、引っ込み思案だったという。

兄が桐朋中学に合格したのは、尾崎が小学校2年を終了するときだった。母に「どうせなら同じ学校に行ったらどうか」と促され、その年にできた桐朋小学校の3年に編入試験を受けて入学した。

自宅から八王子駅まで、1時間に1本しかないバスに揺られて50分、さらに八王子駅から国立駅までJR中央線を使い、下車して学校までさらに15分くらい歩く。トータルで1時間半ほどの道のりを通い続けた。帰りが大変だ。八王子で一本バスに乗り遅れると、1時間待たなければならない。バス停の前にあるお菓子屋さんが気にかけてくれて、よく店のなかで待たせてもらった。その隣にはくまざわ書店があった。いまでは全国展開している書店だが、ここが発祥だという。尾崎少年は、よく立ち読みをしながら時間をつぶしたそうだ。兄の康夫は、ここで哲学書と出会ったというから、尾崎兄弟への貢献度は高い。

恩方村ではお坊ちゃんで通っていた尾崎だが、学校の子どもたちはみなハイセンスで、引け目を感じたことを覚えている。そのままエスカレーター式で桐朋中学から桐朋高校に進み、中学高校時代は兄の影響でバスケットボール部に入った。兄はレギュラーだったが、小柄だった尾崎は、なかなか試合には出られない。干されて辞めていく選手が多いなか、尾崎は最後まで続けた。

「レギュラーで活躍できることは考えていなかった。俺のことではないけど、初めは下手だったのが、昼休みに体育館にずっと通って練習して、卒業間際には準レギュラーくらいになった同級生もいてね。努力すれば、あそこまで行くんだなと思った。当時は連帯責任とかあって、ぼくが頑張って走らないと、全員が体育館の1周走を増やされちゃうから頑張るしかなかったけど、一緒に苦しいことを乗り越えた仲間は、ベンチの外でも共有できることを学んだよ」

よほどバスケットが好きなのだろう。クリニックを開業してからも製薬会社のMR（医薬情報担当者）らを募ってチームを組み、つい10年ほど前までバスケットを続けていた。マイケル・ジョーダンの大ファンで、本人の使っていたシューズやユニフォームなどのコレクションが都医会長室に飾ってある。

尾崎が医師を志したのは、祖父の考え方が大きく影響している。恩方村の村長を務めたほどの名士だ。その後も日本一の急こう配で知られる高尾山のケーブルを運営する会社や、地元のタクシー会社、それに映画館の経営にもかかわるなど、手広く事業を展開していた。

　高校のころ、その祖父から頻繁に温泉に誘われた。早くに妻を亡くしているから寂しかったのだろう。祖父との会話はあまり面白くないから、兄も弟も同行するのを嫌がったが、尾崎は「一人じゃ寂しいだろうから」と、誘われれば断ることはなかった。運転手付きで英国車のオースチンに乗って、泊りがけでの高級温泉だ。

　その祖父は厳しい人だった。さぼることを許さない。努力こそ人を成長させると信じていた昔気質の人だ。畑仕事も動物の飼育も、決められた方法でやることを求めた祖父は、言いつけを守らないと厳しく詰問した。一方では、「社会に役立つことをやれ」を口癖のように尾崎に説いていた。

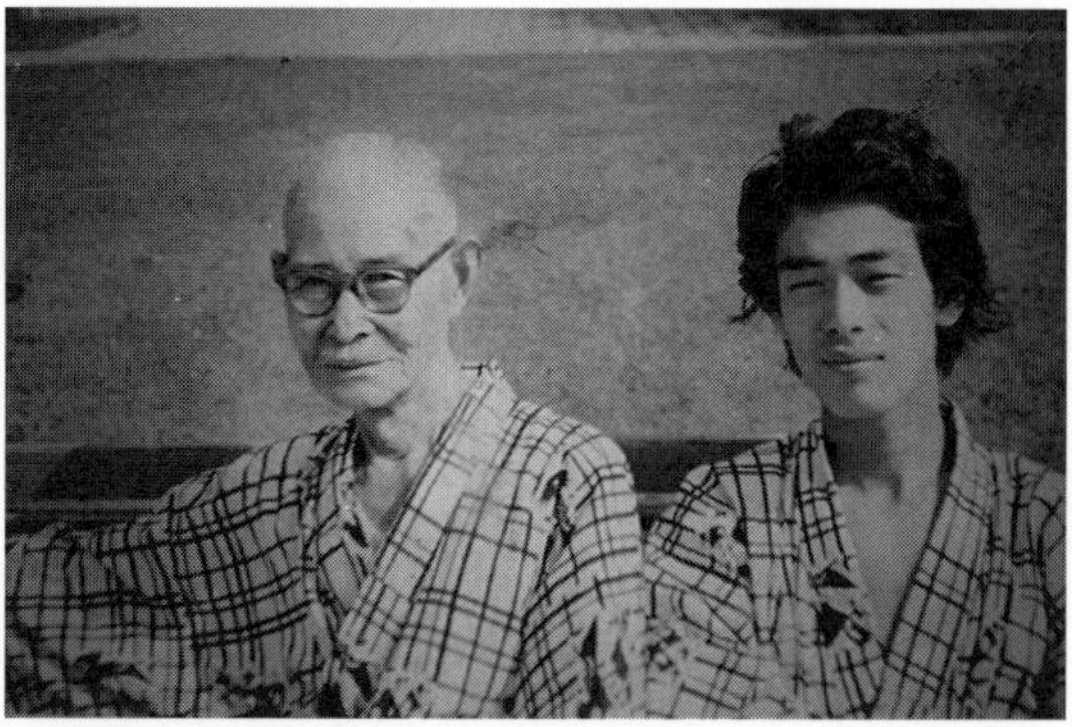
「社会に役立つ人間になれ」と諭した祖父と

　高校の2年ごろだったと、尾崎は記憶している。祖父に「お前、将来はどうするんだ」と尋ねられた。サラリーマンとか人に使われる仕事は嫌だった。かといって、自由な仕事だと食っていけない。人間とか生き物が好きだし、「できたら医者にでもなろうかな」と伝えた。祖父は満足そうな笑顔を浮かべて、「将来病院をつくるときのために、厚木にある土地をくれてやる」と約束してくれた。尾崎は祖父に「私立の医大でもいいですか」と尋ねた。お金がかかるけど、大丈夫かという意味だが、祖父は「任せておけ」と二つ返事で認めてくれた。

一方、父は酒飲みで、経営していた製材所は人任せ。市会議員になってからもいい加減だった。金だけは持っていたから人に利用されて借金まみれになる。だから祖父は父にタクシー会社を継がせなかった。結局は、尾崎のために残しておくと約束していた厚木の土地も、父が借金のかたに売ってしまった。だが、その父親も正義感だけは強かった。まだ小学生のころ、兄の康夫が近所の女の子をからかうのを見た父が珍しく怒った。

「女の子にそういうことを言うもんじゃない！」

弱いものをいじめることが、父として我慢ならなかったらしい。

尾崎は、その父と祖父の両方の性格を受け継いでいるという。

「祖父のやり方というのは、悪く言えば枠にはめて努力を押し付ける。加えて社会で役に立つ人間でなければならないと、しつこいんだ。曲がったことが大嫌いで、まっすぐな人だった。逆に親父はなんでも『好きにやってみろ』というタイプ。うまくいかなかったら、それでもいいよ。きっと祖父への反発もあったんだろう。独立独歩の人だったが、正義感だけは強かった。市会議員も政党色を一切排除していたのはその表れだろう。ぼくは、その両方を受け継いでいるから、ちゃらんぽらんなところもあるけど、やるべきだと信じたら、突き進んじゃう」

確かに細かいことに気を取られない器の大きさのある尾崎だが、一方では取材の約束を忘れたり、別の記者に渡した資料なのに、「あんたに渡しただろう」と食ってかかってくるのには閉口する。いい加減なところもある一方では、やるべきときは首相でも政府でも、仲の良い知事にでも構わずかみつく。なるほど、祖父と父親の両方の血筋を引いている。

◆無頼漢が射止めた相手は

尾崎は、祖父との約束通り順天堂大学に進む。当時、新入生は全寮制で千葉県・津田沼にあった旧陸軍兵舎で生活していた。尾崎の部屋は8人部屋で、体育学部の学生と同居だ。部屋長が体育学部の先輩で、これが大いなる酒飲みだった。尾崎も負けていないから、毎晩のように飲み比べだ。大瓶3本分が入るサッポロ・ジャイアンツというビールがあったが、その瓶が部屋の端から端まで並ぶまで寝かせてくれない。それどころか、部屋飲みの後は外の店を〝はしご酒〟だ。

当時から尾崎は酒をこよなく愛した。酒の飲めないやつは、信用ならんというのが口癖だ。医師になってからも、酒で人間関係を築いてきた。医局員時代、派遣先の病院で看護師とのコミュニケーションがぎくしゃくしていた時に、会食を口実にした酒盛りで懐柔した。連日のように酒をあおって酩酊した。タクシーに乗ったものの家がわからず途中で降ろされ、家族に迎えに来てもらったことも一度や二度ではない。迎えに行くと、上半身真っ裸で待っていたこともある。酒にまつわるエピソードには事欠かない。

尾崎の学生時代、どの大学でも学生運動が花盛りだった。尾崎も1、2年のころは御多分に漏れず、東京の日比谷公園や四谷の清水谷公園で企画されたデモにも出かけたし、日本民主青年同盟（民青、共産党の下部組織）に殴り込みをかける内ゲバにも参加した。昼は学生運動で夜は酒盛り。「ほとんど勉強らしい勉強はしなかった」という尾崎は、年度末の物理と数学の進級試験に落ちた。1科目なら追試も受けられるが、2科目だと留年が決まってしまう。尾崎にとって、人生初の挫折を味わうことになる。

1年生を繰り返す羽目になった尾崎だが、ここで新入生として入学してきた照代と出会う。生涯のパートナーとなる女性だ。

照代の父は、長野県・戸狩の開業医だった。医者のいなかった秋山郷に通って病気だけでなく歯痛やけがの手当までこなしていた。豪雪地帯なので、若い人は出稼ぎに出てしまう。父は地元を活性化したいとの思いが強く、戸狩にスキー場を建設する計画や民宿の開業も後押しした。自慢の風光明媚な風景を写真に収め、PRのために鉄道の駅に貼って回った。照代は、父が看護助手の母やたくさんの医薬品をスノーモービルに載せて、秋山郷まで出かけて行く姿を覚えている。

そんな父の背中を見ながら育った照代は、いつかは無医村の医師になると心に決めていた。県立長野高校を卒業し、順天堂大学に入学した。80人のクラスで、女子は8人だけ。そこに留年して同じクラスになったのが尾崎だった。第一印象は、「遊び人」。青山学院大学の女の子と付き合っていて、お酒と女性の話しかしない軽薄な学生に映った。

3年生からの専門課程に入ると、4人でグループを組む解剖学の実習が始まった。留年組は尾崎とその男友だちのふたりだけで、敬遠されたのか入れてくれるグループがない。そこで尾崎のほうから照代と女友だちふたりに声をかけ、グループが成立した。

このことがきっかけで親しく話すようになった尾崎と照代だが、お互いに付き合っている相手がいたので、すぐに交際に発展したわけではない。ボーイフレンドと別れた照代に、尾崎が男友だちを紹介したこともある。そしてふたりが5年生のころ、尾崎が彼女と別れたことがきっかけで付き合うことになる。

物静かだが芯が強く、凛とした美しさを漂わせる照代に、尾崎は惹かれていく。そのころ尾崎は母校の桐朋学園のあった国立に住んでいたが、照代の中野のアパートに通い、やがてほとんど入り浸るようになる。

毎日のように「結婚しようよ」と迫る尾崎に、照代も根負けして6年のころにプロポーズを受け入れる。研修医にもなっていないのに結婚とは性急だが、尾崎は本気だった。照代の両親が生活する長野の実家を挨拶に訪ねたが、初日は父親に会ってさえもらえなかった。2日目、父親に「君のビジョンはなんだね」と尋ねられた。将来的には長野のクリニックを継ぐ気があるのかを確かめたかったようだ。尾崎は、結婚するためには仕方ないと、承諾の意思を伝えた。

「当時は、跡を継いでもいいかなという気持ちが3分の1くらいはあったかな。無医村に近いところで、義父と同じようにプライマリーケアを担う医者もいいと思った。一方では、せっかく医者になるんだったら、もっと専門を極めてみたい気持ちもあった。そういった思いも正直に話したと思う。義父は、『そうか』と言っていたが、内心は継ぐとは信じてなかったかもね」

ふたりの結婚式は6年生の冬だ。卒業試験の直前になってしまったが、照代が妊娠5ヵ月だったのでそれ以降にずらすことはできない。おまけに4月初旬の医師国家試験は臨月で迎えることになる。結婚・出産という人生のメインイベントは嬉しいが、卒業試験と医師国家試験が重なれば人生最大のピンチにもなる。産婦人科医に「子どもが下りちゃうから、あまり動かないように」と注意を受けながらも、照代は飄々《ひょうひょう》と乗り切ってしまった。長男が生まれたのは、予定日より2週間早い4月20日。大きなおなかを抱えて臨んだ国家試験の直後だった。もちろん試験は合格だ。

一方の尾﨑は、要領の良さで乗り切った。大学の試験では、過去の卒業試験の傾向を探って、なにがポイントかを把握すると、優秀な同級生が取っていたノートを借りて、ひたすらそのコピーを読み返す。1年の時は留年したが、卒業試験では学年でトップの成績を収めた。

国家試験に合格すると、研修医としての生活が待っている。照代は、子育てしながら続けられるだろうか不安だった。出産から半年ほどは長野の実家で子育てをしたが、遅くとも秋には研修医として働き始めなければならない。生後半年にも満たない長男だが、しばらくは長野の実家に預けることにした。夫婦で月に1回会いに行くが、長男の実家任せは2年近くに及んだ。東京に保育園を見つけて一緒に暮らせるようになったのは、子どもが3歳になったときだった。

◆勝負の速さに魅了され循環器内科へ

尾崎は一時期、精神科医への道を歩もうとしたことがある。精神分析で名を馳せたジークムント・フロイトの著書の影響を受け、夏休みの1ヵ月間、いまの国立精神・神経医療研究センター（小平市）で研修をさせてもらった。そこで統合失調症を患っている中学生の女の子を担当した。1ヵ月の間、毎日のように生い立ちを聞き続け、寄り添ったつもりでいた。だが、どんな投薬治療も効果はなかった。生半可な気持ちでは務まらない。無力感に苛まされて、自分が潰れてしまいそうになる。そう思って進路を変えた。

研修医には、いろんな診療科を回るローテーションが課されている。順天堂大の場合、内科でも呼吸器内科や腎臓内科、消化器内科など臓器別に分かれている。3ヵ月ずつローテーションで回るが、尾崎は循環器内科の勝負の速さに魅了された。

致死的な不整脈の患者なら10秒で意識がなくなるし、なにもしないでいれば容易に死に至る。短時間で症状を見極めて点滴や気管内挿管、血管を確保する適切な処置を施すことが勝負の分かれ目だ。チームで1時間も悪戦苦闘すれば、そこで助かる命がある。精神科とは対極にある循環器内科は、どちらかというと気の短い尾崎に向いていたようだ。

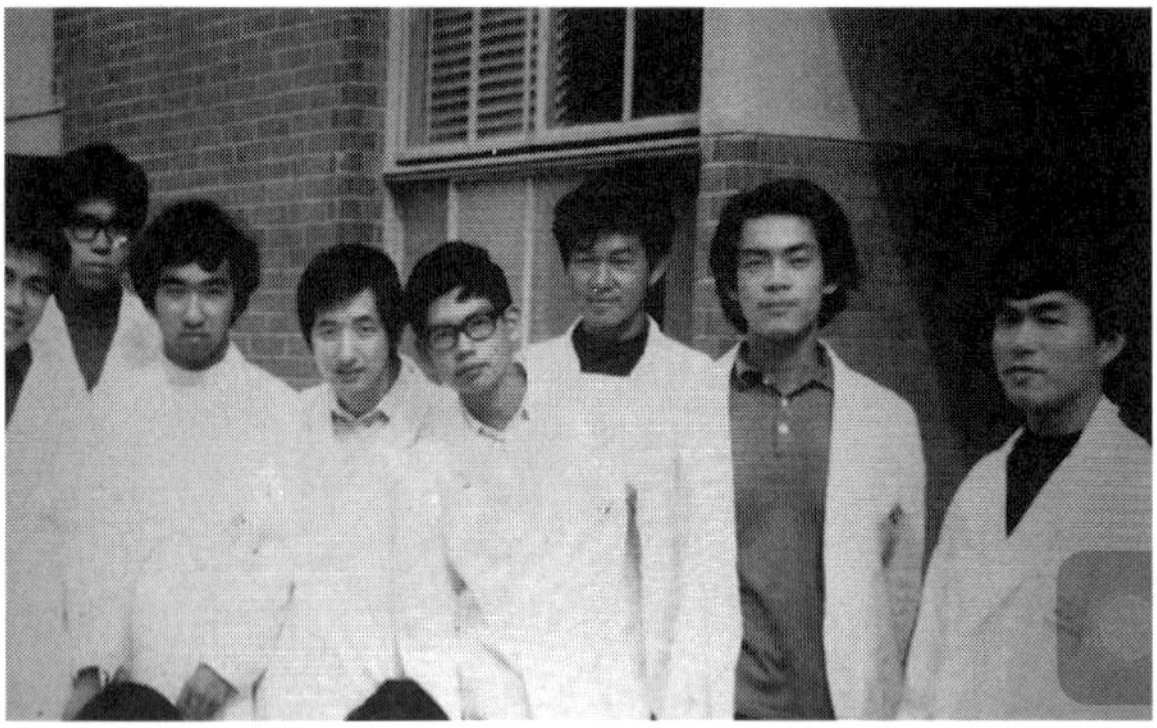
順天堂大学の仲間たちと＝右から２人目

「当時はがんの特効薬はなかったし、放射線だっていまほど進歩していなかった。手術だって万能じゃなかったから、ちょっと手遅れになると、多くの患者が命を落としていた。でも、循環器なら目の前の患者を救う手応えを感じられる。ここで勝負できると思った。なにより人の役に立っている実感が得られる」

順天堂大の循環器内科の医局に入った尾崎は、出世には欠かせない論文執筆には見向きもしなかった。もちろん論文を書くことは、医療に新たな地平を切り開くという意味では、間接的に人命を救うことにつながる。だが、あくまで目の前の患者の生死に直接かかわる臨床にこだわりたかった。

とくにオールラウンドに患者を診られる総合的な内科医を目指した。入局してすぐ、所属する循環器内科の教授に頼んで、1年間の約束で関連病院である越谷市立病院に出向した。

入ってきたばかりの研修医の希望が叶えられることは、当時でも難しかった。尾崎の仲の良い友人の父親が教授であったことや、尾崎の卒業試験の成績が学年で1番だったことも大きかった。優秀な人材が欲しい医局にとっては金の卵だったようだ。

　市立病院で尾崎は、循環器内科の患者だけでなく、多様な症状の患者と接することができた。救急対応も経験した。1年で大学の医局に戻されたが、大学病院の診療は性に合わなかった。1日で5万～10万円もする個室に、大企業の社長とか裕福な患者が入院する。ときには疑惑を向けられた政治家の逃避先にもなっていた。

「金持ちがなる病気は糖尿病、高血圧、最後は狭心症か心筋梗塞。でも循環器って弁膜症とか心筋症とか不整脈とか、いっぱいあるわけ。金持ちの贅沢な奴しか来ないから。患者がみんな偉そうにしてるんだよ。日経新聞を読みながら、『キミ、ぼくは忙しいから1週間で検査スケジュールを組んでくれ』とか。症例も限られているから、1年もいると飽きちゃう」

　権威とか権力に逆らうひねくれた尾崎の反骨気質は、このころからだ。

　このままでは、自分がダメになってしまうと思っていたところに、静岡県伊豆長岡町（現伊豆の国市）にある順天堂大学医学部附属伊豆長岡病院（当時）への出向のチャンスが巡ってきた。新しく循環器内科をつくるためだ。教授に頼み込んで出向させてもらった。そこで看護師との付き合い方を学んだ。

　看護師といえども、本院から出向してきたばかりの医師の言うことなど、すぐには聞いてくれない。エース級が揃う脳神経外科から配置換えになった看護師たちだから、技量もあるがプライドも高い。「なんで循環器なんかに行かないといけないの」と不満を持つ彼女らを、時間をかけて「うまいもんでも食いに行きませんか」と5～6人ずつ飲みに誘う。

尾﨑も酒なら負けないが、翌日は二日酔いでグダグダになっている。なのに、看護師たちは平気な顔して働いている。それでも徐々に距離が縮まって、心電図の勉強会にこぎつけた。

看護師たちが不整脈や期外収縮も心電図から読み取れるようになるのに、さして時間を要さなかった。心臓疾患の患者は時間がカギを握る。心室細動の兆候が見られたときには除細動、いわゆる電気ショックで処置しなければ間に合わない。医師の到着を待っていては手遅れになる場合は、心電図を読める彼女たちに除細動の使用を認めた。本来は、医師がやらなければならない医療行為にあたる。だが、「全責任はおれたち医師がとる」と、非常時には使うことを認めた。これで助かった患者は何人もいる。

看護師たちが生き生きと仕事をする姿を見るのが、尾﨑は嬉しかった。いまから10年ちょっと前のことだが、看護師の業務範囲を広げる特定看護師制度創設の議論が始まったころだ。日医は制度に強硬に反対した。医師以外の医療行為はまかりならんという特権意識だ。そんななかでも尾﨑が「ドンドン看護師に任せればいいんだよ」とむしろ賛成するのは、この時の経験で学んだからでもある。業種を超えて協力し合うことが、究極的には患者のためになるという考え方が身に付いている。

尾﨑は、千葉県に順天堂大学医学部附属浦安病院ができたときも、派遣してもらえるよう教授にかけ合った。だが教授は、「出世のためには論文を書かないとダメだから、もっと書け」

と受け付けてくれない。「昇級にはあまり興味がない」と粘ったが、最後はいくつか論文を仕上げて、半年遅れではあったが出向を勝ち取った。

論文の数だけで昇進が決まるわけではないが、尾崎は最後まで論文執筆には興味を示さなかった。質の高い研究論文を書く医師が、必ずしも良い臨床医とは限らない。と同時に、優秀な臨床医が、必ずしも大学で高い地位に就くとも限らない。そこが必ずしも一致しないところに、日本の医療の歪がある。

尾崎は、大学では臨床に秀でた内科専門医を育てるための勉強会やグループづくりを主導した。いまなら日本内科学会が認定する総合内科専門医制度があるが、その先駆けだ。尾崎はカテーテル治療やペースメーカー、超音波、アイソトープなどあらゆる治療法を習熟しようとした。それぞれにエキスパートはいるが、ひとりの医師が幾通りもの治療法を心得ていたほうが、患者にとっては助かる場合もある。

尾崎が優秀な臨床医であるかどうかは、彼の診察を直に受けたことがないから、正直に言ってわからない。だが、現代医療では、あらゆる身体的症状から診断を下せる総合医が求められていることを考えれば、オールラウンドな内科医を目指していた尾崎には、先見の明があったとも言える。

最後は講師として浦安病院に出向していた90年に、14年在籍した医局を出て開業することになる。きっかけは、救急用のベッドを巡って院長ら上層部ともめたことだという。

尾崎は、循環器の急患のために何床かは常に空けておきたいと考えていた。ところが院長が経営的な視点から「病床を埋めろ」と命じてくる。権威を振りかざされると反発するのが尾崎の真骨頂だ。病床を「空ける」「空けない」の押し問答が続き、嫌気がさした尾崎は「辞める」と啖呵《たんか》を切ってしまった。

ちょうど尾崎が医局を辞めようとしていたころだった。長男の同級生の父親が、東京・東久留米市にある建物を、医療ビルに建て替える計画を進めていた。以前、入居する医師を探してくれないかと頼まれたことがある。「わかりました」と安請け合いした尾崎だが、すっかり失念していた。1年ほどして「見つけてくれましたか」と問われた尾崎は、「じゃあ、おれが開業しちゃおう」ということになった。医局で学べることは、もうない。新たな人生を摸索してみたい。そんな気持ちで、大学を飛び出した。尾崎は、40歳になろうとしていた。

大学病院を辞めて開業する場合、患者を引き連れてくることが多いのだが、そんな準備はしていなかった。それに東久留米といえば、病院のあった浦安とは、都心を挟んで反対側だ。かつて診てきた大学病院の患者が通って来るとは思えない。案の定、開業当初は患者が数人しかこない日が続いた。1年を過ぎても、日に20人ほどで伸び悩む。

周辺の病院の医師との付き合いもないから、尾崎が循環器の専門医であることすら知られていない。診察に来た患者が心筋梗塞だから病院に送ろうと連絡を取ると、「本当に心筋梗塞なんですか」と信用してくれない。ある市内の中核病院の医師に「うちの勉強会に出てきてもらえれば、人柄も技量もわかってもらえて信頼関係を築ける」と誘われた。

夫婦で始めたクリニックだが、一時は、これでやっていけるのかと途方に暮れたこともあった。だが、周囲の病院とも顔が見える関係を築き、2~3年で軌道に乗り始めた。高齢者が多いが、いまでは日に100~120人くらいの患者を診ている。

尾﨑が地元の東久留米医師会長になったのは02年だ。3期6年務めているとき、そこで生涯の師である野中博に会うことになる。

◆師と呼べる男との出会い

日本医師会とは、どんな組織で、なぜ権力闘争が絶えないのか。

日医の会員数は、17万3761人(22年末現在)になる。厚労省の「医師・歯科医師・薬剤師統計」によると、20年末の時点での全国の医師数は33万9623人というから、組織率でいえば半分ほどになる。医師だからといって必ず医師会に加入しているわけではない。さらに日医会員のうち、勤務医は8万7690人だ。つまり、開業医と勤務医の割合は、だいたい半分ずつとみていい。

といっても、日医代議員に限っていえば、病院に所属する医師の割合は13%(日医「勤務医会員数・勤務医部会設立状況等調査結果」による)と低い。日医にとって最重要課題である診療報酬の価格を決める中央社会保険医療協議会(中医協)には、3人の日医代表委員を送り込んでいる。あくまで開業医の代弁者なので、病院団体代表の委員とは利害が対立することもしばしばだ。ようするに日医は、全国の医師を代表しているというより、開業医の利益代表としての役割を担っていると言ってよい。

日医というのは中央の組織で、市町村ごとに医師会があり、都道府県ごとに会員数に応じた代議員が割り当てられている。2年ごとの役員選挙では、この代議員票の熾烈な奪い合いが繰り広げられる。足の引っ張り合いが横行し、医師会の利益を損ねる言動に対しては、批判文や個人を誹謗中傷する怪文書が飛び交う。相手陣営を貶める、なんでもありの裏工作だ。投票する代議員を獲得するためには出身大学や縁戚にまで遡り、かつては現金での買収工作が行われたこともある。

私たち患者にとって医師は、医療現場においては頼りになる白衣の紳士だが、選挙となればなんでもありの魑魅魍魎《ちみもうりょう》の輩に変身する。だれが勝利するにしろ、激戦のしこりは怨恨となって組織を分断し、選挙後も医師会運営に大きな影を落とす。私は、そんな役員選挙を何度も見てきた。

この激しい選挙戦のなかで、候補者が必ず口にするフレーズがある。

「国民医療のために」

国民の健康と命を守るための活動をする、という宣言だ。好意的に受け取れば、彼らは本心から国民や患者のために活動したいと望んでいるのかもしれない。

だが、日医の歴史を遡ると、医師としての特権や利権、開業医の経済的な利益がなにより優先されてきた。最大の関心事は、診療報酬の改定だ。年末になると、2年ごとに上げ下げされる診療報酬の改定率がニュースでも取り上げられる。日医の会長ともなれば、その改定率を上げることに全精力を費やす、いわばメインイベントだ。前回を下回るようなことがあれば、たとえ会運営が評価されていても、次の役員選挙に影響する。

よい例が04年に大阪府医師会から日医会長になった故植松治雄だ。本気で国民のための医療を目指した数少ない日医のトップだった彼は、それゆえに政治とは是々非々で対峙した。このことが当時の首相である小泉純一郎の逆鱗に触れた。「史上最高の下げ幅」という大幅なマイナス改定を強いられ、その年の役員選挙で、わずか1期で会長の座から引きずり降ろされた。

そして、この「国民医療のために」というフレーズがもっとも試されるのは、日医の利益と、国民・患者側の利益が相反するときだ。

プロローグにも少し触れたが、長らく実現しなかったカルテ開示も、いまでは当たり前のように手渡される診療報酬明細書（レセプト）も、長いこと日医の反対で実現しなかった。

とくに医療行為にかかわる日医の姿勢は、患者の健康や命に直結する。患者の心臓が止まったときの除細動（ＡＥＤ）の一般人使用や、救急救命士による気管内挿管の実施、看護業務の拡大にも日医は反対してきた。いずれも患者にとって命にかかわる医療行為なのに、医師会は「安全性」を理由に頑なに阻んできた。裏を返せば「医師以外の医療行為はまかりならん」という特権意識の表れだ。

確かに医師以外の医療行為は、失敗したときの責任の所在が不明確になる。だが、目の前の患者が心停止や呼吸の確保ができない場合、一刻でも早く処置しなければ命にかかわる。看護師や救急救命士を訓練すれば十分に対応できる医療行為は少なくないはずだ。が、医師の特権意識がそれを許さなかった。

いまの医療には欠かせないインフォームド・コンセントの法制化や、尊厳死法（当時の仮称）、医師の免許更新制度、医師数を増やす医科大学の増設についても、医師会の反対は強硬だった。「国民医療のために」というフレーズを掲げていながら、国民にとって有益な制度に反対してきたのはなぜなのか。わかりやすく言えば、医師の特権や利益を軽んじる日医会長は、その座に留まることができないからだ。これが日医を長年取材してきた私の結論だ。

日本医師会長というポストが、どれほど権力欲を満たすものなのか、私にはわからない。だが、多くの医師会幹部が、「国民医療のために」を掲げて組織内で昇り詰めていくうちに、熾烈な権力闘争に巻き込まれる。これに勝ち抜くためには、国民の利益より医師会の利益を優先する必要がある。でなければ会長にもなれないし、その地位を維持することもできないのだ。国民医療を標榜しながら、いつの間にか大切なことが蔑ろにされてきたのはそのためだ。

そんななかでも、医師会を変えて「国民医療のため」という理想を追求し続けた医師会の〝系譜〟があった。これには尾崎も深くかかわっている。

◇

尾崎が私の取材中、たった一度だけ涙ぐんだことがある。前任の都医会長である、故野中博の話題に及んだ時だ。

東京医科大学を卒業した野中は、父親のクリニックを継いで、医師会活動を始める。激しい権力闘争が繰り広げられる医師会だが、敵味方関係なく接する温厚で誠実な人柄は、だれもが認めるところだ。彼を悪く言う医師会員に、私は会ったことがない。

尾崎は、その野中が医師会の特権意識に風穴を開けようとした数少ない医師会幹部のひとりだったと振り返る。野中が都医会長時代に繰り返していた言葉を、いまでもはっきりと覚えている。

「医師会は医者のための組織だと思っている人がいるが、大間違いだ。いまの医師会は『診療報酬を上げろ』とか、患者不在の活動が多すぎる。医師会とは、まず国民のためにあるもの。医師会の利益だけ追求していては、国民から見放される。原点を忘れないでほしい」

尾崎は、この「国民医療のために」というフレーズを口にする医師会幹部を数知れず見てきた。だが、そのほとんどはお題目で、そのためになにをすべきかと尋ねても、満足のいく答えが返ってきたためしがない。それを具体的に実践しようと本気で考えていたのが野中だった。

「耳にタコができるくらいしつこくてね。いやになっちゃうくらい繰り返すんだよ。でも、野中さんはブレない。医師会の利益にならなくても、患者のためになることを、まずは考えていた。その薫陶を受けているから、判断に迷うことがあると、野中さんの言葉を思い出すよね」

その野中が力を注いできた取り組みに、地域医療がある。

00年代初頭から、超高齢化社会を迎えて、病院と診療所の連携が欠かせない時代になってきていた。かかりつけ医の機能を持った開業医が患者の健康状態を把握し、病院での治療が必要と判断すれば地域の病院に送り込む。そこで回復したら、再びかかりつけ医のもとに患者を返して地域で診ていく。そうなれば、高齢になっても住み慣れた地域で過ごすことができる。

だが、この連携が長い間、うまくいっていなかった。お年寄りが救急車で運ばれた瞬間に、かかりつけ医と患者の糸が切れてしまうのは、病院と開業医の連携がうまく機能していなかったからだ。というか、むしろ開業医のほうが病院を敵視し敬遠していた。

地域の病院や病院団体と顔を合わせて議論をして、お互いの信頼関係を築いたうえで診療情報を共有する。こういった病診連携が築かれていれば、開業医でも病院でも、患者がどんな治療を受けているのかを把握することができる。野中は、開業医の意識を変えることに腐心していた。

地域医療で医師以外の医療・介護スタッフの多職種連携も欠かせなくなっていた。生活支援を担う介護スタッフや看護師、薬剤師、歯科医師らが連携して高齢者を支える仕組みのことだ。

当時はまだ「地域包括ケア」というシステムは生まれていなかったが、団塊世代が75歳を迎える25年以降の医療・介護体制を支えていくためには待ったなしの仕組みづくりを、野中は地域で進めていこうとしていた。

私は、そんな野中と06年に知り合った。10回以上に及ぶ野中への取材で、忘れられない言葉がある。

「医者が偉すぎるんですよ」

多職種連携がうまくいっている地域と、なかなか進まない地域があるのは、医師の立ち位置に課題があるというのだ。医師が偉すぎて「医師の指示通りにすればいいんだ」という特権意識が多職種連携のネックになっている。

もちろん医師しか医療行為が許されていないが、高齢者医療では医師の指示がベストであるとは限らない。患者により近いスタッフが医師と対等に意見交換できて初めて、その高齢者に合ったケアが成立する。医師が偉すぎると、他職種の従事者が離れていってしまう。そのことを野中は憂えていた。

医師会員のなかからは、開業医の負担が増えてしまうと懸念する声が上がった。医師以外の多職種のスタッフがかかわることへの不安や不満を訴える開業医もいた。特権意識に凝り固まった年配の医師には、なかなか受け入れてもらえない。そのたびに野中は辛抱強く持論を説いて回った。

医師会のなかで医師に対する苦言を聞いたことがなかった私にとって、野中の言葉は意外だった。尾﨑のような挑戦的な〝反骨〟とは少し違うが、医師の特権や利権が優先されることへのジレンマを内に秘めている点では、尾﨑にも同じ〝匂い〟を感じる。

この野中の患者本位を目指した医師会活動に目を付けたのが、先に触れた大阪府医師会から日医会長に当選した植松治雄だ。04年4月の日医会長選では、4期8年にわたって会長を務めた前会長の坪井栄孝を出馬断念に追い込み、その坪井の傀儡《かいらい》である候補を破って当選した。その植松執行部の常任理事に都医から送り込まれたのが野中だった。植松は野中の愚直なまでの「国民医療のため」という理念を評価し、そして重用した。

植松自身、大阪府医会長時代から、「弱者への思い遣りのある医療」を掲げ、国民の医療費負担増など患者の不利益につながる政策には、真っ向から反対してきた気骨のある会長だ。日医会長になってからも、浪費されていた役員交際費を切り詰めるなど、身を切る改革を続けた。

ふたりは意気投合し、支え合うことになる。

ところが政府と是々非々で向き合ってきた植松執行部は、首相の小泉ににらまれた。05年の診療報酬改定では、その小泉から「史上最高の下げ幅」であるマイナス3・16％（本体部分はマイナス1・36％）という煮え湯を飲まされた。このことがきっかけのひとつになって、06年の日医役員選挙で、都医会長だった唐沢祥人が出馬することになる。

もともと都医と大阪府医は犬猿の仲だ。「日医は都医が差配するもの」という東京至上主義がはびこっていた時代でもあるし、大阪府医の植松はそれに反発していた。ここで板挟みに遭ったのが都医出身の野中だ。

野中は、この役員選挙で植松側につくことになる。植松執行部への批判は、筆頭の常任理事である自分への批判でもある。それに、植松執行部のなにがいけなかったのかの議論がまったくされずに、1期で引きずり降ろすのは筋が通らない。なにより、一緒に働いてきた植松執行部の面々を裏切ることはできなかったからだ。

筋を通した格好の野中だが、役員選挙の軍配は唐沢にあがった。

植松側についた野中は、都医に〝裏切り者〟のレッテルを貼られる。もはや都医に戻る席はなかった。

02年から東久留米医師会長になっていた尾﨑と野中が意気投合したのは、このころだ。野中が主宰する勉強会などに出席しているうちに、国民医療を実践しようと医師会改革を唱える野中の熱意にほだされた。タッグを組んで当時の都医執行部に反旗を翻す。最初の挑戦は09年の都医会長選だ。会長候補の野中とともに、尾﨑は副会長候補として陣営に加わった。

だが、この選挙では、現職会長に敗れた。

野中も尾﨑も諦めが悪い。2年後の11年、再び役員選に名乗り出る。私が初めて尾﨑を目にしたのが、この年の2月に開かれた野中陣営の事務所開きだった。高慢で偉そうな振る舞いに違和感を覚えたのは、プロローグで触れた通りだ。

寝業師の異名を持つ現職会長の手練手管に、まじめ一徹で正攻法でしか前に進めない野中が勝てるのかといぶかる声がなかったわけではない。

だが野中は、地道に票を持つ代議員を説得して回り、4月の役員選挙では1票差で当選を果たした。同時に副会長候補の尾﨑も当選が決まった。

以降、尾﨑は野中のもとで〝修行〟を積むことになる。

尾﨑には忘れられない場面がある。ある理事が東京都の役人をこっぴどく叱責したらしい。本人が会議中に、そのことを自慢げに報告した。

「今日は都の会議で、役人が勝手なことばかり言うから、怒っちゃいましたよ」

勝ち誇ったように説明する理事を、野中は会議後に会長室に呼んだ。

「ぼくらがやりたい医療を政策として作り上げてくれるのが行政マンだ。高飛車に怒鳴りつけても、なんの政策にもつながらない。これからも同じ態度を取るなら、理事を辞めたほうがいい」

たまたま会長室に居合わせた尾﨑は、めったに声を荒げることのない野中の激しい口調に驚いた。行政マンを怒鳴りつけるのではなく、対等に議論を重ねる。「野中さんの教えのなかで一番、ぼくのなかに刻み込まれている言葉のひとつかな」と振り返る。

野中が都医会長になった翌年の12年に行われた日医会長選で当選したのが、横倉義武だ。現職会長の原中勝征に謀反を起こし、1期で引きずり降ろしたのだが、野中はこの横倉に評価されていたようだ。

横倉が会長当選の直後に取りかかったのが、医師会綱領の策定だった。医師会の存在を国民に理解してもらい、組織の役割や理念を明確にするための指針だ。その策定のために設置した綱領検討委員会の委員長に、野中を抜擢した。「国民医療のため」という野中の理念に、横倉は期待していたのだ。

できあがった医師会綱領だ。

1　日本医師会は、国民の生涯にわたる健康で文化的な明るい生活を支えます。
2　日本医師会は、国民とともに、安全・安心な医療提供体制を築きます。
3　日本医師会は、医学・医療の発展と質の向上に寄与します。
4　日本医師会は、国民の連帯と支え合いに基づく国民皆保険制度を守ります。

どれも抽象的で、ごく当たり前の理念が列挙されているようにみえる。だが注目したいのは、この短い文章に「国民」という言葉が、固有名詞を除くと3回も出てくることだ。医師会は医師の特権や利益を守るのではなく、国民のために働く組織であることを内外に明確に示す野中の覚悟を感じる綱領だ。

だが、その野中を病魔が襲った。体調を崩し手術を受けたが、14年に会長職を退き、副会長だった尾崎を後継者として会長に推挙した。

野中は会長を退いた後も、体調の良い時期には理事会に出席してくれていた。だが会議の内容には、ほとんど口を挟まない。尾崎が会長になって間もないころ、自分の会運営を野中がどう評価しているか、気になっていた。協調路線を心がけていた野中とは対照的に、尾崎は直線的に突っ走る傾向がある。「これでいいのだろうか」と不安に感じることも多かった。

そう不安を打ち明けた尾崎に、野中氏がかけた言葉だ。

「それでいい。間違っていない。思い通りやれ」

私に、そう説明する尾崎の言葉が一瞬、涙で詰まった。

野中はいったんは回復したものの、19年7月、71歳で帰らぬ人となった。

尾崎としてみれば、あまりにも聖人君主的だった野中の会運営に反発したくなったことも、ないわけではない。野中流を継承するだけでは、自分らしさが生かされない。当時の悩みを尾崎はこう打ち明ける。

「野中路線を継承していくと、ぼくのやり方が死んじゃうから。基本路線を守りつつ野中流からどう脱却するかが、ぼくの課題だった。『都民のため』と言ってばかりなのも違う気がするし。ぼくの場合はバーンと風船を挙げて、これについてこないやつは許さん、みたいな強引なところがあるんだけど、だが、それが正しいかどうか。ずいぶん悩んだ」

尾崎は野中のしわがれた声で、訥々と地域医療を語る姿を、いまもときおり思い出す。やや猫背だが優しさの詰まった野中の大きな背中だった。

国民医療を軸に据える植松─野中の系譜は、日医のなかでは主流にはなり得なかった。尾崎が自覚しているかどうかは別として、彼は間違いなく、この系譜を継いでいる。頭脳明晰で先を見通す力をもっていた植松、愚直なまでに国民医療を追求し続けた野中、そして医師会の旧態依然とした権益主義に抗おうとする尾崎の3人に共通するのは、「反骨」だ。

尾崎の「反骨」を説明するためには、もうひとつの源流を辿らねばならない。

◆革命左派の兄

20年8月28日付のデイリー新潮のネットニュースに、こんな見出しの記事が流れた。

「コロナで脚光、東京都医師会会長の兄は元『革命左派』弟に送る言葉」

都医会長の尾崎の兄康夫が、いまから半世紀前の71年、左翼の活動家として銃砲店を襲って武器を強奪したとして逮捕された事実を報じている。「『政権に平気で噛みつくあの過激さは兄上の影響?』との声が……」との煽情的な書き出しで始まるストーリーは、「爾来《じらい》、半世紀。その激しさはいまなお、弟の中にも確かに活きている」と、結んでいる。

医療がひっ迫しているのに、緊急事態宣言に二の足を踏む官邸や政治家に対し、「現場に来い！」などと厳しく当たる尾崎の過激な言動は、他の医師会幹部とは大きくかけ離れている。

そのことを、尾崎家の血筋と結び付けて報じている。

この記事が配信される直前のことだ。尾崎はある週刊誌の記者の取材中に、こんな忠告を受けていた。官邸が尾崎のスキャンダルを探しているというのだ。これが本当かどうかは確める術はない。だが、その直後に週刊新潮の記者がやってきたから、「なるほど」と思った。

その記者からは、しつこく共産党との関係を尋ねられた。どうやら、尾崎が共産党系の医療団体に入っていたのではないかと疑っている。

70年代に大学生活を送っているから、尾崎も大なり小なり学生運動にはかかわっている。デモや内ゲバの経験もあるし、それを隠すつもりもない。だが、共産党系の学生運動組織である民青(日本民主青年同盟)とは、ゲバ棒を振るって闘っていたクチだ。その後も共産党はおろか、その系列の医療団体に所属したこともない。単純に右と左とに分けて色眼鏡でみている。尾崎は、そう感じた。

尾崎は、兄のことをとくに隠してきたわけではない。友人の間では、いまでも「こいつの兄貴は」とからかわれるが、さして気にしてはいない。だが、事件から半世紀も経って尾崎の兄だからという理由で、週刊誌のネタとして扱われることへの嫌悪感は拭えなかった。

「おれの悪口はいくら書いてもいいけど、兄貴を引っ張り出すなって言いたいよ。彼は彼で刑期を終えて普通に暮らしているわけだから。かつて医者の悪口を書けば売れるという娯楽的な時代にはいいと思うけど、いまの閉鎖的で、自由に意見が言えないような世の中で、一方的に書かれるのは悲しいよね」

そして8月14日、抗議の意味を込めてＦＢに長文をアップした。まだ記事が出る前のことだが、記事が出てからでは弁解するようで気分が悪い。筋を通しておきたかったのだ。途中を省略しながら紹介する。（カッコ内は筆者加筆）

（兄は）当時盛んだった新左翼運動に加わり、ある事件で警察に逮捕されましたが、服役し模範囚として世の中に復帰しました。

（事件は）今から50年前の出来事です。

私が兄の左翼思想の影響を受け、今の安倍内閣への言動に至っているのではというようなしつこい取材を受けました。

右寄りの安部さんが気に入らず、今の私の言動があるという単純な構図に持ち込み面白おかしく世間を騒がす意図を感じました。

何より真面目に静かに生きてきた兄にも失礼です。

近々、こうした記事が出るかもしれません。

私の活動をこうした捉え方しかできない一部のマスコミに本当に失望しています。

日本のメディアはどうなっていくのでしょう

怒りに任せて書きなぐったのか、「安倍」を1ヵ所だけ「安部」と書き間違えている。だが、この投稿には7800を超える「いいね」が押された。400件近いコメントのほとんどが、尾崎に好意的だ。

「権力に媚びたり、忖度したりせず、世のため人のために正しい意見をはっきりとおっしゃっている先生のお姿を拝見し敬意を抱いております」

「極論をつくと批判がでたり、盲点をつかれる。でも、極論をつかないと世界は、変わらない。皆さん、知っておられます」

「このウイルスとの戦いに右も左もありません‼　先生の会見されておっしゃった事は至極当たり前の事です」

左翼思想の持ち主ゆえの過激な言動というレッテル張りに、尾崎は強く抗議の意思を示し、それに賛同してくれるコメントに、安堵する。

だが、週刊新潮の記事を読んで、私自身が考えさせられることがある。尾崎の〝立ち位置〟についてだ。政治的なスタンスとも違う。彼の過激な言動が発せられる背景には、政治的な信条とは違う別の原点があるような気がしていた。50年前の兄の事件を引き合いに尾崎を揶揄する記事に同意するわけではないが、ある意味で尾崎のスタンスを言い当てている部分があるような気がした。

尾崎は、れっきとした自民党員だ。テレビでジャーナリストの池上彰から投票先を尋ねられたときも、「自民党です」と明確に答えている。もっとも医師会幹部になるには、自民党員が暗黙の条件になっているから、本当に自民党に投票しているのかどうか、私にはわからない。

一方では、東京都知事の小池百合子が厳しい喫煙防止条例を手がけたときは、彼女が特別顧問を務める都民ファーストを応援した。都医の慣習としては、基本的には政権与党である自民党を推すが、だれを推薦するかは選挙のたびに各地域医師会が候補者名をあげてくる。自民党議員の場合が多いが、野党議員でも医療に理解のある候補であれば推薦することも少なくない。彼がこだわっているのは政治的なスタンスより、むしろ医療への理解なのだ。

21年10月に行われた武蔵野市長選では、立憲民主党や共産党などから推薦を受けていた革新市長の松下玲子に推薦状を出している。地元の医師会から推挙されたというだけでなく、尾﨑は松下と並んだポスターの撮影まで受け入れている。ひとつにはこういったパフォーマンスを好む性格もある。だが、それだけでない。松下が都議時代にみせていた政策的なセンスを評価していたからだ。市長1期目にはおたふくワクチンの助成制度や検診事業に積極的だった彼女が、尾﨑の物差しのひとつである〝医療への理解〟にかなっていた。周囲からの反発があったとしても揺らぐことはなかった。

週刊新潮の記事をよく読むと、尾﨑が兄の思想的・政治的な信条を引き継いでいるとは、ひと言も書かれていない。ある意味で良心的な記事である。

私はその兄の康夫を訪ねて、尾﨑のスタンスの源流を辿ってみたくなった。

東京都といっても八王子の山間の農村部に、康夫は住んでいる。尾﨑の生家でもある。街道沿いの重厚な門構えは、映画の撮影にも使われたことがあるほど格式を漂わせ、昔の面影を残している。幕末に建てられたという古民家に、康夫は息子たちと生活していた。

俳優の田中泯をご存じだろうか。77歳でありながら前衛的な踊りを披露するダンサーでもある。NHK大河ドラマ「鎌倉殿の13人」にも、源義経をかくまった奥州・平泉の武将・藤原秀衡役で登場したが、彼を彷彿とさせる鋭い眼光と不屈の面構えだ。尾﨑兄弟の迫力ある顔貌は、間違いなく尾﨑家の血筋だ。

尾﨑は幼いころ、兄の康夫の後ろにひっついて遊びに興じ、同じ桐朋学園に転校して、さらには同じバスケットボール部に所属した。頭も運動神経も優れていて体格も大きかった兄は、当時は小柄だった尾﨑にとって英雄だった。

康夫は大学受験で、横浜国立大学に進学するが、東京大学などの1期校は敬遠して受験しなかった。エリート意識の高い大学への反発だったという。1期校の試験日には、あえて国立ではなく都立大学を受験したへそ曲がりだ。

大学2年まではノンポリで、69年の東京大学安田講堂をめぐる全共闘と警視庁機動隊との攻防は、テレビで見ていた。だが、カミュなどの哲学書を読み漁っていた康夫の心の奥に、不条理に抵抗するためには権力と対峙しなければならないという意識が芽生え、次第にデモなどに参加するようになった。セクトに入っていたわけではないが、デモに参加することは、当時は特別なことではなかった。ある日、大学構内のデモが、学外に出たとたんに機動隊に囲まれた。

端っこにいた康夫は機動隊員に小突かれ、もみくちゃにされた。正しいと信じていた自分たちの主張を潰しにかかる国家権力への憤りと反発心が、康夫をさらなる運動へと駆り立てた。やがて反米愛国を掲げる革命左派に加わった。

71年2月、康夫ら革命左派の6人が栃木県真岡市の銃砲店を襲って、散弾銃やライフル銃と実弾を強奪する衝撃的な事件が起きる。そのなかに、康夫がいた。康夫は車で逃走する途中で武器を下ろし、その後に逮捕され服役する。だが、盗んだ武器は革命左派と赤軍派が合流して生まれた連合赤軍に引き継がれ、彼らが籠城した有名な「あさま山荘事件」で使用されることになる。

当時は毛沢東に傾倒し、武力闘争に走った康夫だが、いま振り返ると複雑だ。

「権力は武力闘争で奪取しないとダメだと考えていた。でも、あの当時の学生運動がその後、受け継がれていないという意味では、ぼくらの運動はマイナスの影響をもたらした。いまでは、私たちは過っていたんではないかと思いますね」

8年間服役して79年に出所した康夫は、実家に戻って父親が始めたテニスコートを継いだ。同時に父が遺した莫大な借金を背負うことになり、必死で働いた。折からのテニスブームに乗り、大学や高校の合宿で3ヵ月先の予約まで埋まるほど盛況を極めた。裏にある牛小屋などを改良して宿泊施設をつくった。ところが、借金を返し終わったとほぼ同時に、バブルが弾けた。少子化もあってテニスコートには閑古鳥がなく。細々と続けるしかなかった。

康夫は、テニスの合宿に来ていた女性と、33歳のころに結婚した。事件を起こしたことも受け入れてくれたし、2男1女をもうけて年に何回かは家族で旅行を続けた。稼業以外には興味をみせず、家族を大事にしたいと願った。子どもたちが成人してからは妻とふたりであちこち車で出かけた。

その妻が5~6年前に病魔に冒された。最初に血液のがんであることを察知したのは、ほかでもない弟の尾崎だった。おしゃべりな妻から、次第に言葉が奪われていった。脳の病気が進行していたのだ。動作が緩慢になっていく。ほとんど意識がなくなっても、妻を車いすに乗せて旅行を続けた。妻は自分の過去を知りながら、借金の返済に苦しんでいた時も寄り添ってくれた。母の介護も、明るく乗り切ってくれた。寝たきりになって入院を命じられるまで、3年余り介護を続けたが、昨年5月に亡くなった。

康夫の元には、週刊新潮の記者は2度にわたって訪ねてきている。縁側に座って話をした。その記事が雑誌の週刊新潮に掲載されたとき、息子たちからは反応がなかった。子どもたちには、妻の助言もあって事件のことは伝えていないが、きっと記事を目にしなかったのだろう。

だが、それがネットニュースとして流れると、息子から長文のメールが届いた。コメントがバズっていて、変な奴が訪ねて来るかもしれないから気をつけろと。でも、新潮の記事はでっち上げでもないし、「ほっぽっておけばいいよ」と返信した。

だが、息子にとってはショックだったのかもしれない。あさま山荘事件は明らかに「テロだ」

と批判するメールを送ってきた。康夫は、あさま山荘事件に関与しているわけではないし、赤軍派との共闘で連合赤軍になったことは、獄中から反対していた。でも、息子たちにとっては同じことなのかもしれない。親の身を案じる息子に送ったメッセージがある。

「私のしたことは消えることはない。なかったことにはできない。間違っていたけど、恥ずかしいとは思わない」

「武力闘争」という手段に出たことを「間違っていた」と過去を反省しつつも、圧倒的な力で押さえつけようとした巨大な権力に抗ったことを、後悔はしていない。

この尾崎兄弟の政治的スタンスは明かに異なる。が、共通するとすれば反骨心だろう。週刊新潮の記者も、康夫と向かい合って、それを感じたのかもしれない。記事を膨らませて、もっと兄弟を貶めることはできたはずだ。だが、記事を「爾来《じらい》、半世紀。その激しさはいまなお、弟の中にも確かに活きている」と結んだのは、右とか左とかの枠にはめ切れないことを、記者自身も感じ取ったからにちがいない。

康夫は、テレビのニュースで、コロナ禍で奮闘する弟の尾崎の姿をときおり目にする。そんなとき、祖父と父親の血を受け継いでいるな、と思うことがあるという。曲がったことが嫌いで「社会の役に立つことをしろ」と言っていた祖父。呑んだくれの父だが、正義感だけは強かった。康夫が逮捕されると、実家に嫌がらせの電話がよくかかってきた。だが、おやじが毅然と対応してくれたことは後で聞いた。

「そういった反骨心というか正義感みたいなものは、祖父と父親譲りかもしれない」

　現代の言論状況について、康夫はこう語る。

「いまの政治家は、生の言葉で語りかけていないですよね。当たり障りのないことばかり。野党も言葉尻を捉えるだけ。本質的な議論に昇華しないから、論争によっていい政策が生まれることがない。まどろっこしいですよね」

　このコロナ禍でも、首相は当たり障りのない作文を読み上げているだけだと私も思う。自分の生の言葉が見当たらないから国民の心も打たないし、緊迫感も伝わらない。それは医師会も同じだ。日本医師会が政権に配慮するあまり、国民には日医の本音が見えてこない。だから、本音で義憤を語る尾﨑の言動が目立ってしまう。康夫は、そんな現状を憂えているのだ。

「弟はオブラートに包まず直接的に表現するから、聞く人は新鮮なのではないかな。でも、そうういった直言には、必ず賛成する人と反対する人が出てくる。こういった考えの違いを前提にやっていけばいいが、いまの日本は、一枚岩になることを求めたがる。出る杭は打たれるから、他人からつつかれない生き方をしようとする。でも、それって面白いのかな」

　確かに、かつて政府が緊急事態宣言に躊躇していた時期に、尾﨑が取材を終えた帰り際、冗談っぽくではあったが、こう啖呵《たんか》を切ったことがある。

「こうなったら、おれは出る杭になってやるんだ。テレビの出演依頼を断らずに、言うべきことを言って暴れてやる」

専門家組織も、政府に対して強い態度に出ないことに、尾﨑は苛立っていた時期だった。自ら〝出る杭になる〟との決意は、兄の予言通り、尾﨑を苦しめることになる。

◆「この時期に選挙かよ」

初めての緊急事態宣言が出された4月7日前後に、東京の感染者数はピークを迎えていた。17日に初めて200人を超える206人を記録してから次第に減っていった。5月中旬には1週間の平均感染者数は10人前後まで落ち着く。尾﨑は、この間に病院の受け入れ体制や診療所の役割、ホテルや自宅療養のあり方を見直して、次なる2波、3波に備えなければならないと準備を始めていた。

そこへ降って湧いたのが身内の権力闘争だ。発端は一本の電話だった。

5月26日の朝、当時は日医の副会長だった中川俊男から電話がかかってきた。車で自分のクリニックに出勤中だった尾﨑は、いったん車を止めて「折り返しかける」と電話を切った。

そういえば前日夜の10時前、日医会長の横倉義武からメッセージが届いていた。

「明日か明後日話をする時間は取れませんか」

尾﨑は、返した。

「明日電話でよろしければ夜の9時以降であれば大丈夫です」

横倉と中川のふたりから連絡があるとすれば、6月末の日医役員選挙のことしかない。今年

4期8年にわたる日医会長の任期を終える横倉が、5期目を目指すかどうかの去就が注目されていた。

なにか嫌な予感がした。

その2ヵ月前の3月のことだった。横倉は中川に「次期(会長)は任せたい」と、会長職を禅譲することを伝えている。他に候補がいなければ、中川が役員選挙後に会長に就任することになる。尾﨑はその禅譲話を、他の役員から聞いて知っていた。

クリニックに着いて中川に折り返すと、案の定、中川が困った様子で訴えてきた。

「どうやら、横倉会長が揺れているらしい」

それを聞いた尾﨑は、今晩電話をすることになっている横倉の用件が理解できた。本当に迷っているのだと思った。

横倉とは都医の前会長の野中博を通じて親しくなった。8年もトップの座を務めるだけあって、バランスの取れた名会長だと思っていた。急に親しくなったのはコロナ禍が始まってからだ。緊急事態宣言の発出を政府に働きかけるようお願いすると、すぐ首相の安倍に直談判してくれた。尾﨑が打ち出した様々な対策についても、「東京が動かなければ全国は動かん。東京モデルを作れ。政府との交渉は私が引き受ける」とまで言ってくれた。やんちゃな尾﨑を温かく包んでくれる兄貴分のような存在だ。

一方の、中川は常任理事を2期4年、副会長を5期10年の計14年もの間、役員を続けてきた政策通だ。2年前も出馬を摸索したが、もう1期だけ待つことにして現在に至る。

尾﨑にとって、コロナ禍での選挙だけは避けたかった。この時期に全国の医師会を巻き込む血みどろの闘いをすれば、国民からの信頼を失うばかりか、どちらが勝つにしろ遺恨による分裂は避けられない。いまこそ力を結集して感染症と対峙しなければならないときに、選挙などやっている場合か。絶望的な気分になる。

5月26日夜9時ちょうど、自宅のリビングにいた尾﨑は部屋を移って横倉に電話を入れた。横倉に「どう思うか」と尋ねられた。尾﨑は、思いを伝えた。

「この時期だからこそ、やめたほうがいいのではないでしょうか。横倉さんも疲労がにじみ出ていて、見ていて辛い」

兄貴分と慕っていた横倉に勇退を勧めるのは心苦しかった。それでも横倉が退くべきだと思ったのには、いくつかの理由がある。

コロナ禍での熾烈な権力闘争は、国民の理解を得られないだけでなく、横倉は中川に禅譲することを一度は約束している。横倉の言葉を信じた中川は、選挙運動を一切していない。しかも、この禅譲話は複数の日医役員が横倉本人から聞いて知っている。それでも出馬することになれば、それらを裏切ることになる。

それに、コロナ対策で奔走する横倉は、心身ともに疲れ果てているように見えた。このへんで若い世代にバトンタッチして肩の荷を下ろしたほうがいいのでは。尾﨑は、横倉にこう言った。

「もう若い者に任せてはどうですか」

横倉は、黙って聞いていた。

「わかった。辞める」

横倉はきっぱりとそう言うのを聞いて、尾﨑は電話を切った。

勇退の決断を告げられた尾﨑は、横倉に「段取りができたらぜひ記者会見をしてください」とのメッセージを送っている。一刻でも早く、このゴタゴタにけりをつけてコロナ対策に専念したかったからだ。

横倉からも返信があった。

「昨夜から問い合わせがあってますが、まだ先のことと言ってます。しかるところにお話をしてオープンにしましょう」

ところが、どこで情報が漏れたのか、尾﨑のもとに医師会が推薦する参院議員の武見敬三が、慌てた様子で電話をかけてきた。

「中川への禅譲は本当か。コロナ対策のための2次補正予算では、医療に厚く配分したのは、横倉さんがいたからだ」

自民党とのパイプ役を担ってくれている武見だが、尾﨑は憤慨する。まるで「横倉が交代するなら予算を減らすぞ」と脅すような言い方だ。このコロナ禍での国民のことを考えたら、だれが会長かは関係ないはずだ。武見が「横倉の続投」を望む自民党上層部の意向を代弁しているのだとしても、尾﨑の怒りはおさまらない。

「じゃ、勝手に予算を削ればいいじゃん。このコロナ禍にそんなこととして、国民の目にどう映るか考えてみてほしい」

尾﨑は激しい調子で武見に迫ったのを覚えている。武見は、さらに続けた。

「横倉会長にあと1期くらい続けてもらい、そのあとを尾﨑先生が継ぐべきだ」

つまり、中川が会長に就任したら、1期では手放したくなるはずだ。そうなると、尾﨑の出番が遠のいてしまうと言いたいのだ。これも尾﨑の癇《かん》に障った。

「そんなのいいじゃん。だって2年後に中川が周囲から評価されているなら、代える必要はなくなるし、それは日医がうまくいっているということ。ぼくが出る必要はない。初めから次は尾﨑と言うのはおかしいでしょ」

武見は「返す返すももったいない。もう少し考え直したほうがいい」と繰り返す。が、尾﨑は「もういいからその話は」と切り上げた。

武見だけではない。都知事の小池からも、横倉の進退について問い合わせがあった。きっと親しい国会議員から、尾﨑に確認してみてくれと頼まれたのだろう。

それにしても、どこから情報が洩れたのか。横倉本人が広めたとは考えにくい。勇退に反対するだれかが「大変だ！」と自民党の国会議員に泣きついたとしか考えられない。尾﨑は、なにより、日医の役員選挙に政治が介入することに嫌悪感を抱いた。

私の書いた〝横倉勇退〟の記事が、契約している医薬経済社の「ＲＩＳＦＡＸ」にアップされたのは5月28日の朝だ。もちろん横倉本人から、「辞める」との確認をとったうえで書いた記事だ。

「日医・横倉会長が勇退、中川副会長に禅譲　医師会内での争い『この時期は避けたい』、5期目続投推す支持者らを説得」との見出しで、**「横倉勇退」**を伝えた。

この記事とは別に解説記事を加えた。遺恨の連鎖で分裂し、国民の信を失ってきた日医が、ようやく権力闘争に終止符を打つことができる。私自身、常に批判的に医師会を眺めてきた立場ではあるが、初めて成立するトップの禅譲劇に、安直ではあるが妙な高揚感に包まれたのを覚えている。それが解説記事にも表れている。

【解説】熾烈な日医会長選、『遺恨』を避けた横倉氏の見識

「これまでの日医会長の交代劇を振り返ると、役員選挙の凄まじさがよくわかる。４期８年の長期政権を築いてきた坪井栄孝氏（福島県医師会出身）に対して、大阪府医師会の植松治雄氏が反旗を翻して出馬を取り止めさせたのは04年のことだ。その植松氏を、今度は東京都医師会

の唐澤祥人氏（06～10年）が1期で引きずりおろし、今度はその唐澤氏を茨城県医師会の原中勝征氏（10～12年）が植松氏の敵討ちとして会長選を制した」

「その原中氏を1期で追いやったのが横倉氏だ。選挙のたびに遺恨が生まれ、無意味な権力闘争へとつながっていく。『禅譲』などという平和的な方法で会長職が入れ替わったことは、ほとんどないことがわかる」

「そんな連鎖に、横倉氏は歯止めをかけたかったのではないだろうか。8年前、副会長の職にありながら、『九州から日本医師会長を』という九州医師会連合会に担がれ、1期しか務めていない原中氏を破ったことに、忸怩たる思いを抱き続けたに違いない」

そして、横倉の決断を知った埼玉県医会長の金井忠男の言葉で締めくくった。

「首都圏の医師会長は、思わず返した。『さすがです。美しいです』。と同時に、一抹の寂しさも感じた。一時代を築いた男の去り際を見届けたいと思った」

だが尾﨑は、前日からの尋常ではない自民党の反応が気になってていた。このままだと横倉が再び、翻意しかねない。RISFAXの記事が出た28日朝、尾﨑は中川にメールを送っている。

「自民党内が動揺しています。早めに次期体制に向かうプロセスを発表したほうが良いと思います」

中川の返信だ。

「6月6日の九州医師会連合会の常任委員会に横倉会長とともに出席します。会長はその場で8年間のお礼と中川への禅譲を表明されるようです。ご心配をおかけしました。貴重な情報（自民党が動揺していること）ありがとうございました。横倉会長と相談します」

横倉が、九州医連の場で禅譲を発表するスケジュールを中川に伝えているなら、もう決心は変わらないはずだ。尾崎は、少しホッとした。

だが、3日後の5月31日夜、横倉から尾崎に電話が入った。

「やっぱり出ることにした。いま長瀬会長（中川の出身母体である北海道医の長瀬清会長のこと）に電話してご迷惑をおかけしたけどと謝罪の電話をした。尾崎もわかってくれ。いろいろ申し訳なかったが、これからもよろしく」

尾崎は、もうこれ以上、なにを言っても無駄だと思ったので、努めて平静に「はい、そうですか」とだけ答えた。

横倉がちゃぶ台をひっくり返したことがわかった31日夜、私からの電話に出た尾崎は案の定、荒れていた。

「東京では、コロナ対策でやることが山ほどあるのに選挙かよ。そんな日医なんかいらないから、東京都医師会だけ独立させてほしいよ。せっかく選挙にならないように手を尽くしたの

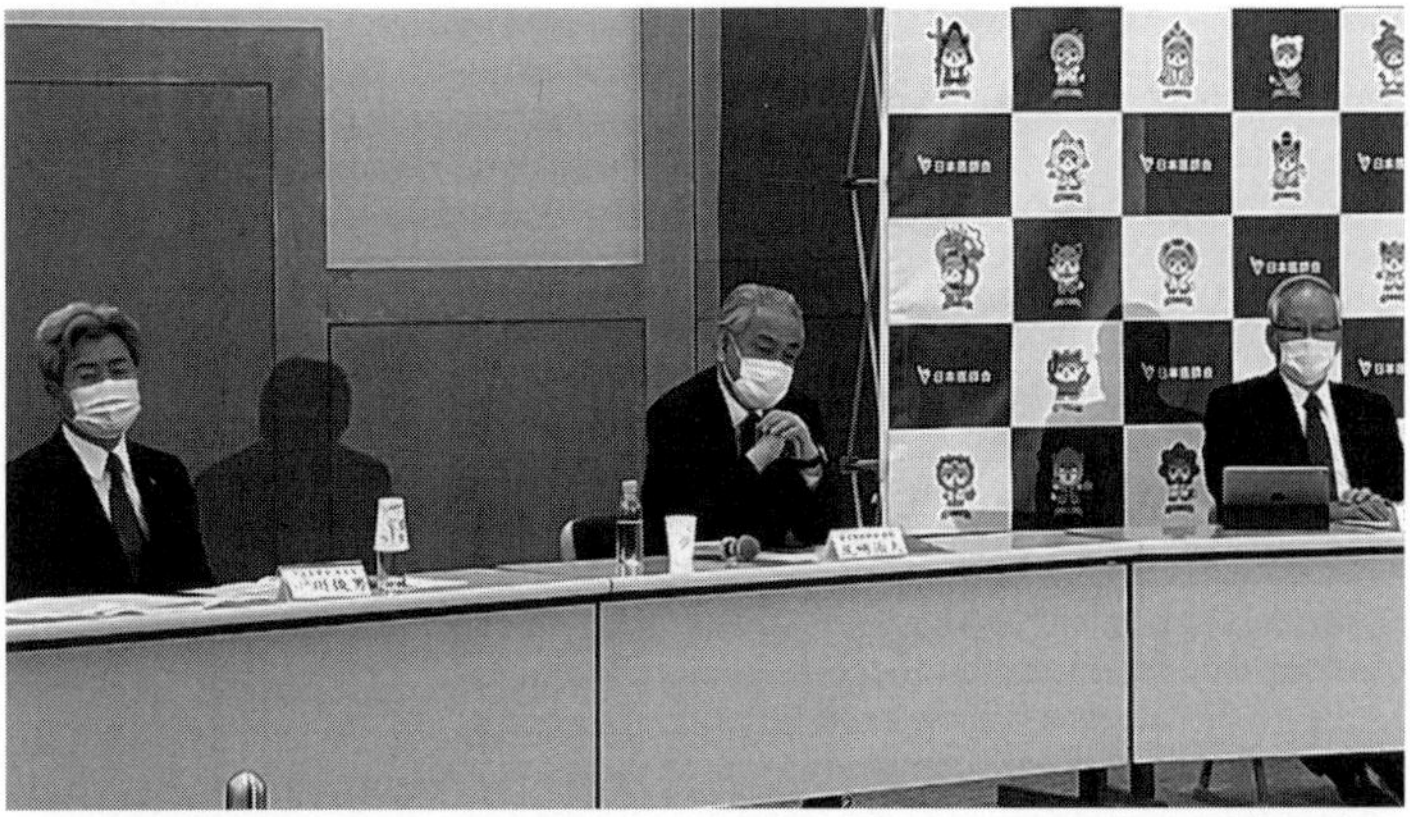

激しい選挙戦を繰り広げることになる中川俊男（左）と横倉義武（右）にはさまれた尾﨑＝日医会館での会見で

に、無駄になっちゃった。政治家や外部からの意向で翻意したとしたら、日医の自立性はどうなっちゃうの。反骨精神のある医師会員がどれだけいるかが試されるけど、一方ではね、横倉さんにすり寄っていくやつが、必ず出てくるから」

尾﨑の怒りももっともだが、私の書いた「横倉勇退」の記事も、結果的には大誤報になってしまった。

横倉が勇退を翻意したのは、ひとえに中川の評判に起因する。

中川は地元の北海道医師会のトップを経験せずに、06年に日医の常任理事に就任して以来、日医の重要ポストを歴任してきた実力者である。厚労省との交渉で数々の難局を乗り越え、横倉執行部に大きく貢献してきた功績は誰もが認める。

ともすれば高飛車な態度を指摘する声は、以前からあった。容赦ない舌鋒を浴びせられた厚労省の役人から疎まれたこともある。政治家の受けもよくなかったのは本当のことだ。中川に言わせれば「横倉執行部で汚れ役を引き受けていたためだ」ということらしい。だが、頭の回転が速くて能力的に秀でていたから、それが正直に態度に出てしまうと顰蹙《ひんしゅく》を買う。横倉の勇退を知った官邸や政治家の一部から、懸念の声が上がった背景には、そう言った中川に対する苦手意識がある。

横倉の懸念も、そこにあった。人への気遣いに長け、政治家、とくに首相や財務相の麻生太郎ら有力者とは懇意だった横倉は、政治家との信頼関係を保ちながら、医師会の主張を理解してもらう調整型だ。「和して同ぜず」という信条が、4期8年にわたる執行部を支えてきた。その横倉からすれば、中川はいかにも危なっかしい。

医師会内部に横倉への批判がなかったわけではない。官邸と太いパイプがあるがゆえに、馴れ合いが指摘されてきた。真っ向から闘わないから政府からも甘くみられるし、落としどころを心得ている反面、緊張感がなくなる。医師会の主張が十分に伝わらないことや、駆け引きによる妥協が「弱腰」と受け取られることもあった。

横倉は、「人たらし」と呼ばれるほど、人の心に取り入るのが絶妙だ。穏やかな微笑みを浮かべて、めったに声を荒げることがない。相手が求めている言葉が自然に口から出てくる。そして心地よくなった相手を、深く懐に抱き入れる。だが、ひとたび自分になびかないとわかった相手には冷たかった。その悲哀を感じた医師会幹部も少なくない。何人もの役員が横倉に「次はあなたに託したい」などと言われて舞い上がり、横倉にひれ伏してきた。その言葉の裏には、聖人君主的な残酷さがある。

メディアへの対応も抜かりがない。宿泊しているホテルに夜回りに来た記者のために、近くの店に誘い時間を作ってくれる。「近いうちに、あなたにだけにすべてを話すから」と言われると、メディアは弱い。人懐こい笑顔、些細なことを気にしない懐の深さに、記者はすぐに横倉ファンになってしまう。

その横倉と私は、とくに親しいというわけではない。私は8年前、横倉が副会長の立場で当時の原中会長を1期で引きずり下した選挙戦に、「大義がない」と批判記事を書いた因縁がある。にもかかわらず、横倉は久しぶりに記者会見に出席した私を見かけると、近寄って声をかけてくれるのだ。フリーの立場でいる私にも大手新聞社と同じように接する彼に、思わず好感を抱いてしまう。それが横倉マジックなのだ。

◆「だれを支持?」揺れる思い

6月1日、日医の会長候補である中川陣営の選挙対策本部事務所開きに、尾﨑の姿はなかった。事務所開きといえば、陣営の支持者が集まって気勢を上げる大切な〝儀式〟だ。どこの医師会が中川陣営につくのかが鮮明になる。もっとも態度を表明せずに両陣営の事務所開きに出席する強者もいる。

尾﨑はこの会合に、自分の代わりに都医副会長の角田徹を出席させている。急な日程だったために、別の予定が入っていたという事情もあるが、それだけではない。事務所開きに出席するということは、紛れもなく中川陣営につくことを意味する。日医を分断するような選挙に、どちらかの陣営につくことは、それに加担することになる。

尾崎は明らかに迷っていたのだ。

それでも、2度の翻意を重ねた横倉には〝大義〟がないと尾崎は感じていた。たとえ中川が政治家の間で評判が悪くても、そのことはむしろ、日医の自立性を担保するためには大切な要素になり得る。

なにより嫌気がさしたのは、横倉が出馬すると決まったとたんに、それに群がる医師会幹部の醜悪なまでのゴマすりだ。電話をかけまくって、自分を役員に推薦してくれないかと頼むまでは許せる。だが、「でないとあなたの医師会から出ている役員は推薦できない」などと半ば脅しのように迫る医師会長もいる。つい先日まで横倉退陣を歓迎すると話していた医師会幹部が、自分が横倉派に登用されると知った途端に中川批判を繰り広げる。

尾崎の反骨精神がムズムズし始めた。

ゴマをするのが嫌いな尾崎だが、逆にすられるのも嫌がる。39票という日本最大の代議員数を持つ都医会長である尾崎に媚びへつらう人間がいかに多いか。おだてられると直ぐにいい気分になってしまう単純なところのある尾崎ではあるが、そういったおべっかが権威主義を生み、日医があるべき姿を歪めていることを知っている。風貌からすれば、もっとも権威主義にハマりそうな男だが、意外と清廉なのは、きっとあまのじゃくだからだろう。

尾﨑が「決めたよ」と話してくれたのは、事務所開きから2日経った6月3日だった。

「横倉陣営につく人間が、もう少し節度のある人たちだと思ってたわけ。どういう日医を作るかではなく、自分が役員になりたいから横倉さんを支持しているようにしか見えない。あまりに醜いと思う。ぼくが中立の立場を続けていると、中川を支持する人が権力闘争の草刈り場になってしまう。だったら、都医としての立場をはっきりさせたほうがいいと思った」

迷っていたころの眉間のしわはすっかり消え、すっきりした顔つきになっている。

「横倉さんが最初から出馬するというのだったら違っただろうけど、2度の翻意は裏切りに当たる。やっぱり義は中川さんにあるよ。『中川の評判が悪いからとか、やりにくい』という政界の圧力を受けて横倉さんがまた会長になったら、医師会の自立性が問われちゃうでしょ」

そのうえで、あくまで一本化を目指すことを宣言する。

「選挙を回避することに全力を尽くすけど、中川さんの票が7対3まで伸びたら、横倉さんに降りてもらう。逆だったら、もちろん中川さんに降りてもらう。お互いに潰し合っているようでは、日医に未来はないだろ。そのための中川支持だ。これから10日間が勝負だな」

尾﨑は都医の役員に一斉メールを送った。7日に開かれる中川陣営の選対事務所開きに出席することを伝え、全員から了解を得た。

そして尾﨑は、横倉にもメッセージを送った。これまでお世話になった礼を述べつつ、今回は医師会の自立性に鑑み中川につくことを報告した。

横倉からも返信があった。

「社会保障とか組み立てていく場合には、自立性だけではなくて、いろんなことがあると。そういうことを理解してもらいたい」

そして横倉らしく、文末にはこう添えられていた。

「いつの日か一緒にともにやっていけることを期待している」

人への義を欠く翻意や、権力者に群がる医師会幹部を目の当たりにした尾﨑は、不器用ではあるが、まっすぐで実直な中川を選んだことになる。

◇

私には、どうしても気になることがあった。尾﨑と同じ年齢の中川が会長の座を射止めたとしたら、尾﨑が日医会長を目指すハードルが一段と高くなる。全国のトップの医師数を誇る東京都医師会長であり、コロナ禍ではリーダーシップを発揮して影響力も増している。おそらく横倉や中川よりもメディアへの露出度は圧倒的に高いはずだ。当然、本人が望めば出馬を表明してもおかしくないし、将来に布石を打つなら横倉陣営の副会長として立候補する選択肢もある。

このころ、尾崎に尋ねてみたことがある。

「日医会長に出馬する気は、ないのですか」

だが、尾崎の答えは明快だ。

「いまは、まったくない。コロナ対策を放っていったら、おれは人でなしだ」

尾崎は「まったく」に力を込めた。

選挙が確定したとたん、尾崎のもとに様々な関係者から連絡が相次いだ。そのひとりに東京都病院協会の元会長である河北博文がいた。前都医会長の野中とも親しかったこの男は、尾崎をけしかけた。

「いまからでも遅くないから、横倉陣営の副会長に立候補しろ」

かつて河北が全国組織の会長をやれと勧められたときに、断ったことがあるという。そのことを彼は後悔しているようだ。河北は続けた。

「東京で終わったら、なにもできない。日医の会長にならないと改革なんてできないぞ。中川は絶対に1期ではやめない」

確かに河北が言うように、今回は横倉陣営についたほうが、日医会長を目指すうえでは有利になる。それはだれの目にも明らかだった。

だが尾崎は、なびかなかった。

「本当に出たければ、この選挙で出てるよ。日医会長になるために人を裏切ってまで、ポリシーを犠牲にしたいとは思わない。ぼくはね、自分の人生、子どもたちに対しても恥ずかしくないようにしたいと思ってるからさ」

彼の言う、裏切る「人」とは、中川だけでなく、コロナ禍であえぐ都民も含めた意味だと私は受け止めた。ようするに、いま出馬すれば何重にも人を裏切らなければならない。人に後ろ指を指されることより、義を通したい。尾﨑の「利」より「義」を優先するスタンスは、その後もブレたことがない。単なる建て前ではなさそうだ。

そんな尾﨑ではあるが、将来の日医会長への意欲を語った言葉がある。少し長いが、尾﨑らしい部分なので紹介する。

「中川が会長になったら2年ではやめないよって言うけど、2年後に中川が支持されてるんだったら、降ろす必要はないじゃない。日医の選挙の歴史を遡ってみると、そろそろ東京に（会長を）持ってこないとダメだとか、北海道にやったらまずいから東京と大阪が共闘したり、醜い歴史があるわけ。九州であろうと北海道であろうと、ちゃんとやってるなら、それを支えればいい。2年後どうなってるなんてだれもわからない。そのとき中川が、疲れたから尾﨑、頼むと言うんだったら考えるし、もっとやらせてくれと言うんだったらそのままでいい。あとは天命を待つ」

会長選に打って出ることで人を裏切ったり、足元をすくったりするのではなく、尾﨑しかいないとだれもが信じるとき、すなわち〝天命〟が来れば、そのとき考えるということらしい。

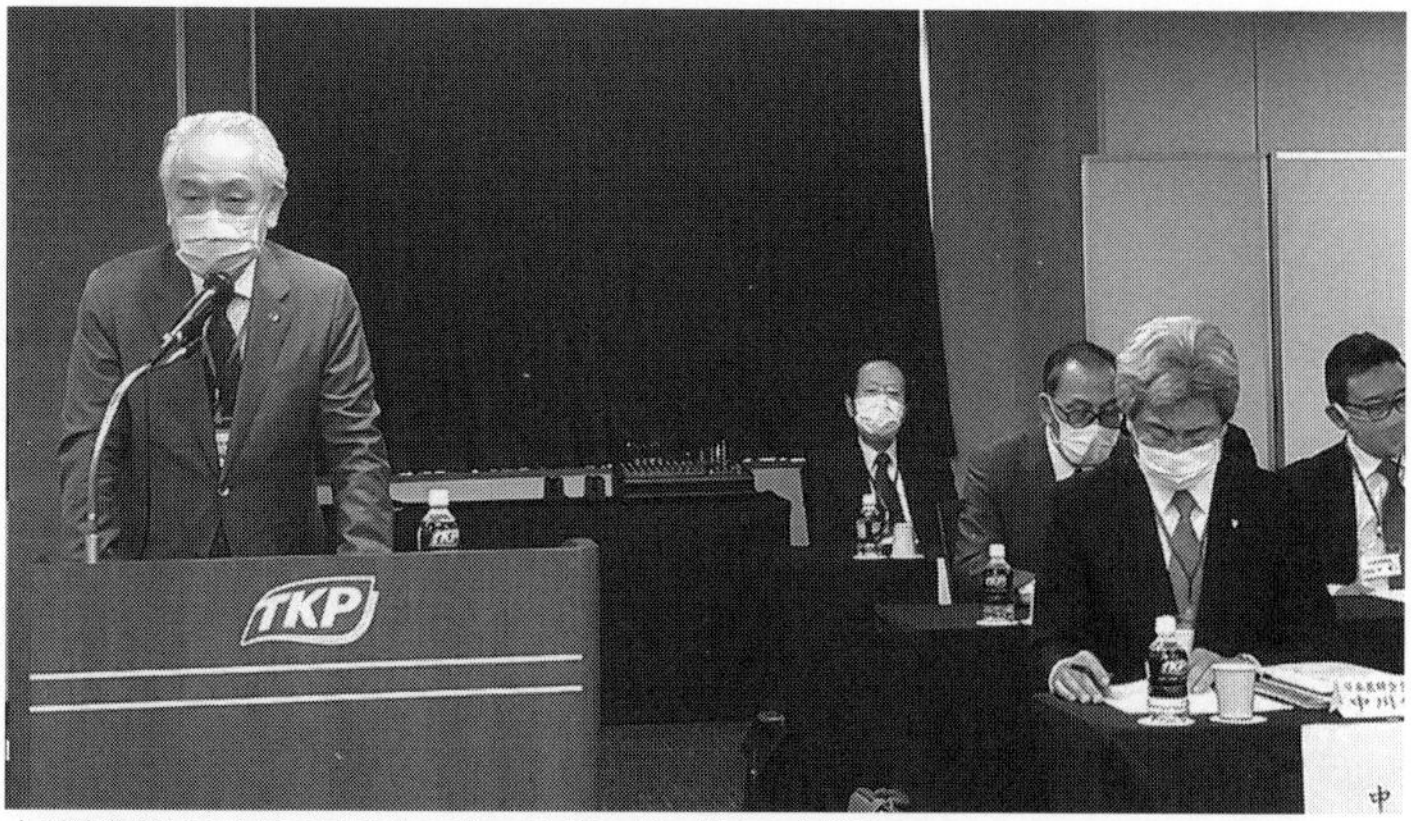

中川陣営選対の会見で尾﨑はスピーチに臨んだ＝都内の会議場で

6月7日、中川陣営が開いた記者会見に、尾﨑の姿は最前列にあった。選挙のカギを握る39票の大票田である都医が、「中川支持」の狼煙を挙げた瞬間だ。

そして14日に開かれた陣営の出陣式で挨拶に立った尾﨑氏は開口一番、こう切り出した。

「師のひとりでもあります都医の野中博先生の言葉です」

そう告げて、用意したメモに目を落とした。ふだんは原稿を用意しない尾﨑だが、この日だけは余計なことを言うまいとシナリオを準備してきた。

「医師会は医師の利益のための団体ではない。医師会がいかに国民のために活動しているかがわかれば、その後からちゃんと診療報酬（のアップ）はついてくるものなんだ。だから我々医師会は、医師のためではない。患者や国民のためにあるということを決して忘れるな」

最後は顔をあげ、自分の言葉で締めくくった。

「いまこそ、ひとり（横倉氏）の力に頼らず、政治力に頼らず、国民のためになにができるか、どういう医療を提供できるかを考えるべき。皆で協力して新しい日本医師会をつくりましょうよ。偉大な人に頼るのではなく、中川氏に託したいと思っている」

尾﨑にとって、苦しい選択だった。あくまで候補の一本化を叫びつつも、兄貴分と慕っていた横倉には与しなかった。自分が会長の座に上り詰めるには明らかに不利になるのを承知で、中川支持を決めた。

「横倉さんは、医師会のことを考えたら、出馬が正しい選択だと考えたんだ。自民党から予想以上の圧力があったんだろうね。周りから『なんで辞めるんだ』とガンガン攻められたら、だれだって、そうかなって思うんじゃない。一方じゃ、どこかに会長を続けたいという虚栄心がなかったわけではないと思う。このまま自分が去れば、一時的ににしろ日医がグチャグチャに陥ることを懸念したんだろう。ぼくはグチャグチャになっても、横倉体制から抜け出すためには仕方ないと思ってるんだ。でないと、いつまでも日医は変わらないよ」

選挙戦に入ると、予想された通り熾烈な票の奪い合いが始まった。全国の国会議員から、地元の医師会に対して「横倉支持を」と圧力がかけられる。それを「政治介入だ！」とはねつける会長はいいが、なにも言わないで国会議員の指示通りに寝返った医師会長もいるだろう。政治によって日医の役員が決まれば命取りだ。自民党に首根っこを掴まれ、異を唱えることは難しくなる。

こんなことがあった。

尾崎はFBに、横倉氏の2度の翻意を批判する雑誌の記事をアップした。それをみた医師である横倉の御子息の書き込みがあった。

「そもそも、どうして中川先生が選挙に出なくてはならない理由があったのでしょうか?」との疑問だ。このコロナ禍でまずすべきは医療現場の疲弊と混乱を回復し、今後の体制をつくることで、「いかにも譲ると言われたから選挙にうってでたという様な言い回しは卑怯です」とあった。この大切な時期に執行部を代えることへの疑問だ。

尾崎は、これに対して返信している。

「私も事あるごとにこの時期の選挙は避けるべきと主張してきました。その点では、先生と想いは一緒です。ただ2025年から2040年の厳しい時代を乗り越えるビジョンも必要です。偉大なお父上に頼らず、医師会員一人一人がここで考え、皆結集して新しい日医を今作るべきではと、私なりに判断いたしました。先生のお考えとは異なりますが、決して私欲でやっていることではないことを理解ください」

すぐに尾崎のもとに、横倉から息子の非礼を詫びる電話があった。だが、尾崎は「息子さんもドクターとしての考えを持っているし、きちんとしたコメントでした。ぼくは変な風には取ってないし、気になさらないでください」と答えた。

横倉は尾崎に、自分を応援してくれとは一度も言わなかった。尾崎は改めて横倉の懐の深さを感じ取った。少なくとも、その時はそう受け取めていた。

◆薄氷の勝利

選挙戦も終盤に差しかかって、日医選挙ではお家芸の怪文書も出回った。中川陣営の分断を意図している内容だから、おそらくは横倉派が流したのだろう。少なくとも尾崎は思った。横倉に「この怪文書は、ひどいんじゃないですか」とメッセージをすると、横倉からは、「ぼくは関与していないから、わからない」との返事があった。

「もし横倉さんの取り巻きだとすると、イメージ的によくないですよね」

だが、これについて横倉は返信してこなかった。

その横倉のインタビュー記事が6月23日、医療従事者のためのメディア『m3.com』にアップされた。このなかで横倉は、後継者の話題について、こう答えている。

「私が会長になったころは、東京都の野中（博）先生が政策的にも似た考えを持っており、（中略）『次は野中先生にバトンタッチできるように』と思っていました。しかし、不幸なことにご病気になられましたので、その後継者である尾崎会長に託すのが一番いいと思い、本人にもそうした話をずっとしていました。しかし、『今回は、自分はどうしても出られない』と言っていたので……」

インタビュアーは、さらに突っ込んでいる。

「先生は、茂松茂人先生（大阪府医師会会長）と柵木充明先生（愛知県医師会会長）のお二人を（副会長の）推薦候補としています。どちらかを後継者として想定されている」

横倉氏の答えは、こうだ。

「尾﨑先生も、後継者として私の頭の中にはあります」

横倉陣営の副会長候補として名を連ねた茂松、柵木の両候補を差し置いて、尾﨑の名前を筆頭に挙げているのだ。その尾﨑が中川陣営についたことは、横倉にとって大きな痛手のはずだ。

6月25日、中川選対事務所には支持する医師会長らが集まっていた。最後の票読みのためだ。代議員一人ひとりについて、複数の陣営関係者が当たって感触を確かめる。上積みされた票は232票に達している。代議員数は371票だから、圧勝の見込みということになる。

尾﨑はこの票読みを懐疑的に受け止めた。ある記者の言葉が耳に残っていたからだ。横倉は天皇陛下みたいなもので、一般の代議員にとっては雲の上の人だ。その横倉から直接電話があって、「よろしく頼む」と言われたら、コロッとなびいてしまう。オセロのように次々とひっくり返されるのではないか。そんな不安だ。

27日の投票日を迎えた。両陣営とも得票数は相手を上回ると読んでいた。

結果はこうだ。

中川　１９１票
横倉　１７４票

代議員数は371票、無効2票、白票4票。わずか9票が入れ替われば、逆転する僅差だ。中川陣営が読んでいた票よりも約40票も少ない。支持を約束しながら、相手方に投票した代議員が40人もいたことになる。横倉陣営も最後まで勝てると信じていたようだ。言うなれば、医師会はタヌキばかりということになる。

投票前日、尾﨑はこう話していた。

「おれは昔の医師会みたいにタヌキが多いとは思ってないんだ。もうちょっとシンプルな人間が多いと思っている。でも、わからないよね。負けることになれば、人間不信に陥るよ」

そう言って笑っていた。

投票後、日医会館の講堂を出る尾﨑に声をかけた。

「これだけの僅差になるとは」

「うーん、どうしたんだろうね。やはり現職は強いね」

タヌキが跋扈する医師会の実態に、前日の笑顔はすっかり消えていた。勝ったというより、これだけの票が覆っていたことへのショックのほうが大きいようだ。

選挙戦を終えた日医会館の1階ロビーでは、当選した会長と3人の副会長の会見が行われていた。中川を中心に横倉執行部を支えた今村聡（東京都医師会）、松原謙二（大阪府医師会）、そして新たに当選した猪口雄二（全日本病院協会）の4人が、ひな壇で抱負を語っている。

多くの代議員らが会場から引き揚げていくなか、ひとりだけ離れた柱の陰から、会見の様子を見つめている人物がいた。尾﨑だ。支持する中川が当選はしたが、コロナ禍で分断を余儀なくされた役員選挙は尾﨑にとって本意ではなかったはずだ。ひな壇で脚光を浴びる新執行部の面々の向こうに、厳しい現実が待っていることを暗示するような厳しい目つきだ。

とにかく、なんでもありの熾烈な選挙戦は終わった。様々な場面でしこりを残し、恨みが渦巻く。そしてその芽は、次の選挙へと引き継がれていく。

尾﨑は、コロナで忙殺されるなかで、新しく生まれた中川執行部を支えることに徹した。頻繁に電話やメールで連絡を取り合うだけでなく、コロナ禍で自粛していた期間を除いて月に1回、ふたりだけで会食を続けた。

ある日、中川に、こう伝えている。

「2期目を目指したいなら私が出馬することはないから。やりたいだけやったらいい」

中川は、こう返した。

「ありがたいことです」

このときはまだ、大きな波風は立っていなかった。

だが、横倉対中川の役員選挙で生まれたしこりは、消えはしなかった。

ＧｏＴｏなんてふざけるな！

第２波（ピークは20年8月1日・４７２人）

◆机を3回叩きながら

20年6月初めから中旬にかけての東京都内の感染者数は、週平均にすると20人前後で推移していた。週平均とは、その日を含めた過去7日間に判明した新たな陽性者の平均人数を指している。都のホームページには「7日間移動平均」として公開されている。曜日によってばらつく陽性者数を1週間まとめることで、感染が拡大傾向なのか収束傾向なのかを把握しやすくなる。それが20人前後で安定していれば、まだ大きなうねりにはなっていない。接待を伴う飲食店の休業要請が一時的に解除されるなど、楽観ムードも漂っていた。

都医会長の尾﨑は、第1波を終えた直後から、第2波に備え医療提供体制の見直しを始めていた。病床確保だけでなく、自宅療養や宿泊療養のケアをどうやって担っていくのかも大きな課題だ。だが、日本医師会の役員選挙に忙殺され、それどころではなくなってしまった。

いったんは落ち着くかにみえた感染状況だが、6月末の役員選挙が近づくにつれて悪化していった。都内の飲食店などへの休業要請が段階的に解除されていくと、感染者数が反転し始めた。6月下旬には週平均が50人を超えた。

尾﨑の危機感は日ごとに増していく。

医師会と自治体が運営する新宿区のPCRセンターでの陽性率は、3週連続で急上昇していた。歌舞伎町のホストクラブなど接待を伴う飲食店から感染が広がっているようだ。だが、夜の街の従業員については、保健所が集中的にPCRを実施しているはずだ。だからPCRセンターにやってくるのは、発熱などで区内の診療所で医師に「要検査」と判断された一般の人だ。夜の街とは関係のないサラリーマンやOLらの陽性率が上昇しているということは、すでに市中感染がかなり進んでいることを意味する。

【新宿区のPCRセンター陽性率】
6月15〜21日、259人中39人（陽性率15・1％）。
6月22〜28日、333人中75人（同22・5％）。
6月29〜7月5日、546人中163人（同30・2％）。

検査を受けた人の数も259人→333人→546人と増えているのは、それだけ不調を訴える人が多くなってきたということでもある。東京全体の陽性率が7月1日〜7日までの平均で5・8％であることをふまえても、新宿区の陽性率は明らかに高い。しかも40代以下の若い世代が60〜70％を占めている。中野や杉並のPCRセンターでの陽性率も上がってきた。ということは、新宿から周辺地域へ広がり始めているのだろう。

尾崎は第2波が到来していると確信した。ここで感染を断ち切るためには、陽性者が出たホストクラブやキャバクラを個別に休業してもらうだけでは、とても追いつかない。新宿の飲食店街全域に休業を要請し、補償をしたうえで徹底したＰＣＲに取り組まないと、感染は拡大するばかりだ。それには都と都医だけで動いても限界があり、国のバックアップが必要だ。第１波のときは、人の流れを止めることに全力を注いだ尾崎だが、今度は火種が全国に飛び火する前の段階でたたくことを目指していた。それには法改正が必要だ。

今回の新型コロナウイルス対策の要となっている法律は、「新型インフルエンザ等対策特別措置法」だ。09年の新型インフルエンザの流行を機に設けられたが、今回のパンデミックにも適用されている。

だが、この法律には尾崎の言う休業要請に伴う補償や、従わない業者に対する罰則規定、さらには無症状の人に対するＰＣＲは盛り込まれていない。ウイルスの特性や感染状況に応じて対策を立てるためには、特措法を改正しなければ太刀打ちできない。尾崎は、日医の会長になったばかりの中川俊男に電話を入れて、官邸や厚労省に働きかけるよう頼んだ。中川は、「はい、わかりました」と、すぐに動いてくれる。まだ政治家とのパイプは十分ではないが、そのうち成果を上げてくれるだろう。

７月２日のＦＢで尾崎は訴えた。長文なので、省略しつつ。

「接待を伴う飲食店」が、緊急事態宣言解除以前から自粛要請を守らず営業を続けてきたのが、今回の感染者増加の主因と考えられます。

お店や周辺店に行く人が増え、感染した人が、気づかないうちに周囲に感染を拡大している可能性は否定できません。

一方、新たな自粛や休業要請を訴えても、効果は少ないと思われます。

もともと感染の元になっているお店は、要請を守ってくれないし、感染の機会が少ないところでの自粛、休業要請は、効果がないばかりか、経済活動を不当に抑えてしまう可能性が高いからです。
1、特定の施設に対して法的強制力を伴った休業要請ができる法整備。これが最も有効と思われますが、今の政権では、リーダーシップを持ってこれをやろうとする方が出るかどうか。
2、ホストクラブ、キャバクラ、カラオケ、ライブハウス…　ターゲットを絞ったガイドラインの徹底とステッカーの表示。大多数の店に協力してもらえれば、かなり有効かつお店も休業せず営業を維持できる方策だと思います。ただ、ガイドラインを守るためには、客の数を大幅に制限することになり、またプライバシーも守れないということで、営業が成り立たないと言って、従わないお店が数多く出るかも知れません。
3、危ないお店等に行かない人を増やす事が、日本の環境下ではもっとも現実的なのではと考えます。特に20代から40代の活動的な皆さん、今後1ヶ月は、「夜の街」として有名な繁華街には近づかないで下さい。とりあえず1ヶ月我慢して下さい。

ようするに、夜の街を法的拘束力で休業要請できないのであれば、お店に行くことを控えるしか感染拡大を阻止できる方法はないと言っているのだ。

7月に入っての都内の週平均の感染者数は1日が56人だったのが、4日には85人と増えていく。東京だけでなく、大阪などの大都市圏も第2波にのみ込まれているようだ。まだ感染の中心は若者で、症状も出ていない人が多い。

尾﨑が心配していたのは、感染が高齢者に広がっていくことだ。そのときに病床が十分に確保できていなければ、医療はひっ迫する。それを防ぐためにも、病床の確保は急務だった。

だが、日本の場合の病床確保は、そう簡単な話ではないことを尾﨑は知っていた。

日本の病床数は、人口1000人当たり12・6床（21年OECD統計）で、OECD加盟国のなかでは、韓国の12・7人に次ぐ2位だ。3位がドイツの7・8人、さらに米国、英国は、それぞれ2・8人、2・3人だ。日本の場合は精神病院を含めた統計のため、それをカウントしていない国とは厳密に比較できないものの、韓国とともに突出した病床数であることは間違いない。

同じく病院数も、20年のOECDの統計によると、日本は8238に達し世界でもっとも多い。2位は日本の国土の26倍もある米国の6090だ。日本は狭い領土に病院がひしめいているわけだ。4位までは4000台だが、7位になると1000台であることを考えると、日本の病院数は突出して多いことがわかる。

日本の病院事情で特殊なのは、民間病院が8割を占めることだ。英国ではほとんどの病院が公的な病院で、フランスでも6割以上、民間病院が多いとされているドイツでも半分が公的病院だ。米国は日本と同じように民間の割合が多くて8割ほどとされている。

日本の最大の問題は、医師が少ないことだ。21年までにOECDに報告されている人口1000人当たりの医師数は、37ヵ国中29位の2・6人だ。トップのオーストリアが5・5人であるのと比べて半分ほどになる。

病院数や病床数が多いのに医師が少ないと、医師の手薄な病院が多くなる。おまけに中小規模の病院が多いから、手厚い医療が必要なコロナ治療に携われる病院は、そもそも日本には少ないことになる。

もうひとつ病床確保のネックになっているのが、常に病床を埋めておかないと採算が合わなくなる日本特有の事情だ。病院の種類にもよるが、病床稼働率80～85％が採算分岐点とも言われている。高い稼働率を保つためにギリギリの調整をしながら病床を埋めている病院にとって、感染が拡大したから空けてくれと言われても、すぐには応じられない。転院先を探さねばならないし、自宅に返すにしても患者の在宅でのケア体制を整えなければならないなど、簡単には対応できない。

そもそも初めから感染症病棟を持っている病院など一握りだ。それも数床規模のもので、コロナを受け入れるとなれば、病棟そのものを新設しなければならない。院内の一部にコロナ病棟をつくればいいという簡単なものではない。一般病棟とはフロアを分けるなど、完全に分離しないと院内感染を招きかねない。例えば10床のコロナ病床を確保するために、30床を潰さねばならなくなるなど無駄が多くなるうえ、スタッフも他の病棟からかき集めなければならない。コロナ治療のための様々な医療機器や設備も必要だ。

コロナ感染者を受け入れても損が出ないように、政府は補助金を支給することを決めたが、日本の医療の特殊性に鑑みても、すぐに病床が確保できるとは限らない。

日本は、09年の新型インフルエンザが大きな感染被害にならなかったことや、SARSやMERSを経験していない。そのため、感染症に対する医療体制が脆弱であることを認識しながら、政府がパンデミック対策を放置してきたことに最大の問題がある。

そういうなかでも、尾崎は第2波に対応する体制づくりを進めなければ間に合わないと焦っていた。都医が体制づくりを担うわけではないが、このままでは都民の不安が拭えない。

7月に入ったころ、都が確保していた病床は約1000床だ。早急に1800床まで増やす計画だという。都の役人が、病院ごとに交渉して数床から十数床の上積みをお願いしていると尾崎は聞いていた。そんなやり方では、いったい何病院と交渉しなくてはならないのか。途方もない作業だ。

たとえ病床を確保できたとしても、陽性者が入院する病院を探す役割を担う保健所は、何十カ所もの病院に問い合わせをしなければならなくなる。業務過多で機能不全に陥りそうな保健所にとって、あまりにも効率が悪い。

以前から専門病院の必要性を訴えてきた尾﨑は、副会長の猪口正孝に、「あの話はどうなってる？」と尋ねた。都立・公社病院をコロナ専門病院にする構想のことだ。当初から都の感染対策の会議に出席していた猪口も働きかけてきたが、都立・公社側の受け入れは思うように進んではいなかった。

「それじゃ、しょうがないな」

7月7日午後6時、尾﨑は都立・公社病院のトップ2人を都医の会長室に招いていた。そこで尾﨑が迫った。

「コロナ病床を何百床単位でつくる計画はあるんですか」

「そこまでは、難しいです」

都立・公社病院は民間病院とは負っている責任の重さが違う。彼らの担っている「行政的医療」には、パンデミックも含まれている。たとえコロナ禍で赤字になっても、都から補填を受けられる。行政的医療を担うはずの都立・公社病院が、いつのまにか大学病院や公的病院のような総合病院の機能を持ってしまっていて、急な転換は難しくなっていた。

500床とか1000床の専門病院をつくることができれば、集中的に感染者を集めて、そこで患者のトリアージが可能になる。重症患者は重点医療機関に転送し、中等症はそのまま入院。軽症ないし無症状であれば宿泊療養に回す。重点医療機関も助かるし、コロナ病床を持たない病院も安心して一般診療に取り組める。陽性者の搬送を任される救急隊も、搬送先が決められずに立ち往生することもなくなる。

保健所だって収容先の病院を探す手間が省ける。なにより不安な感染者にとっては安心につながる。みんな助かるはずなのに、なぜできないのか。初めは低姿勢だった尾﨑だが、次第に口調が厳しくなる。

「秋までに都立と公社病院は、コロナ専門にしますと宣言してください。率先して姿勢を見せてほしい。中途半端は止めてくれ」

気が付くと尾﨑は3回、机を叩いていた。

会議後、同席していた猪口に言われた。

「先生、珍しく机を叩いていましたね」

その3日後の7月10日の都医の定例会見で、ふだんは冷静な口調の猪口が、珍しく力を込めて訴えた。

「医療人としての思いをもって民間病院は一生懸命にやっている。都立・公社病院が、民間病院と同じレベルの働きをすればいいという話にはならない。ぜひ専門病院として頑張ってほしい」

都立・公社病院のハンドリングは、基本的に都の役割だから、医師会が出しゃばるのは越権行為になる。都の役人からも、都立・公社病院からも反発を招くであろうことくらい、尾﨑にもわかっていた。それでも苦言を呈したのは、憎まれ役を買ってでも専門病院化を進めなければ、医療は必ずひっ迫するとの切実な思いからだ。

政府も第1波が過ぎた後、ほとんどなにもしていないように、尾﨑には思えた。病床確保は各都道府県に任せきりだし、地域限定の集中的な封じ込め策、さらには無症状者へのPCRを可能にする法改正など課題は山積みされている。なのに、国会は6月16日に閉会したままで、閉会中審査以外は開こうとしない。

13日付で毎日新聞が掲載した尾﨑のインタビューでは、その怒りが爆発している。

「国は感染防止の戦略をなにも示していない」という見出しの記事だ。

「政府からきちっとした声明が出てこない。不思議だと思いませんか。安倍（晋三）さんだって、『日本モデルの力』と言っていたのに、今回のことは何も言わない」

ここで言う「日本モデル」というのは、緊急事態宣言を解除した5月25日の首相会見での発言を指している、わずか1ヵ月半で第1波を収束させ、感染者数も死者も少ないことを指して「日本モデル」と安倍は誇示していた。尾﨑は第1波だけを切り抜いて〝成功例〟として自画自賛してしまう底の浅さを嘆くと同時に、高いところで物見を決め込まないで、やるべきことをやれ。そう言いたかった。

そして尾崎の鬱憤に拍車をかけたのが、「ＧｏＴｏトラベル」のキャンペーンだった。

◆教授の悲痛な訴え

7月に入って、東京の週平均感染者数は２００人に達しようとしていた。新宿から池袋へ、さらに埼玉など関東近県へ。そして全国の大都市圏の感染状況も深刻の度合いを深めていた。それに危機感を抱いていたのは、尾崎ら医師会だけではなかった。

7月16日、参院予算員会の閉会中審査に参考人として出席を要請された尾崎は、同じ参考人の児玉龍彦・東京大学名誉教授の涙ながらの訴えに言葉を失った。

児玉は、国内の感染状況に危機感を抱いていた。

中国・武漢のウイルス由来の第1波は、日本に上陸して短期間で消えていき、欧洲由来とみられる次の波も、4月初旬をピークに減ってきた。ところが、制圧が不十分だったために、日本でエピセンターが形成されたというのだ。エピセンターとは震源地とも訳されるが、東京型とか埼玉型という新しい変異型のウイルス株が、新宿などを震源地として感染を広げていると説明する。そのうえで、日本が総力を挙げて制圧しないと欧米のような状況になり得ると児玉は訴える。

「今日の勢いでいったら来週は大変になります。今日の勢いでいったら来月は目を覆うようなことになります！」

最後は無策の政府を慨嘆《がいたん》するかのような、悲痛な叫び声をあげていた。

同じく参考人席にいた尾﨑は、真に迫った児玉の答弁を聞いて、ショックを受けた。

「学者がここまで感情を露わにするくらいだから、相当な危機感を持っているんだろう。児玉先生のように、我々も身を賭して訴えてなければダメだと悟ったよ。それと比べて政治の世界は冷たいな。第1波以降、政府ってなにをしてきた？　水際対策も緊急事態宣言も遅れるし、やったと思ったらアベノマスクや学校の一斉休校とか愚策ばかり。第2波も早く対応しなきゃならないのに、なんと国会は休みだよ。国がなにもしないから、ぼくたちが前面に出て過激なことを言わなきゃならない」

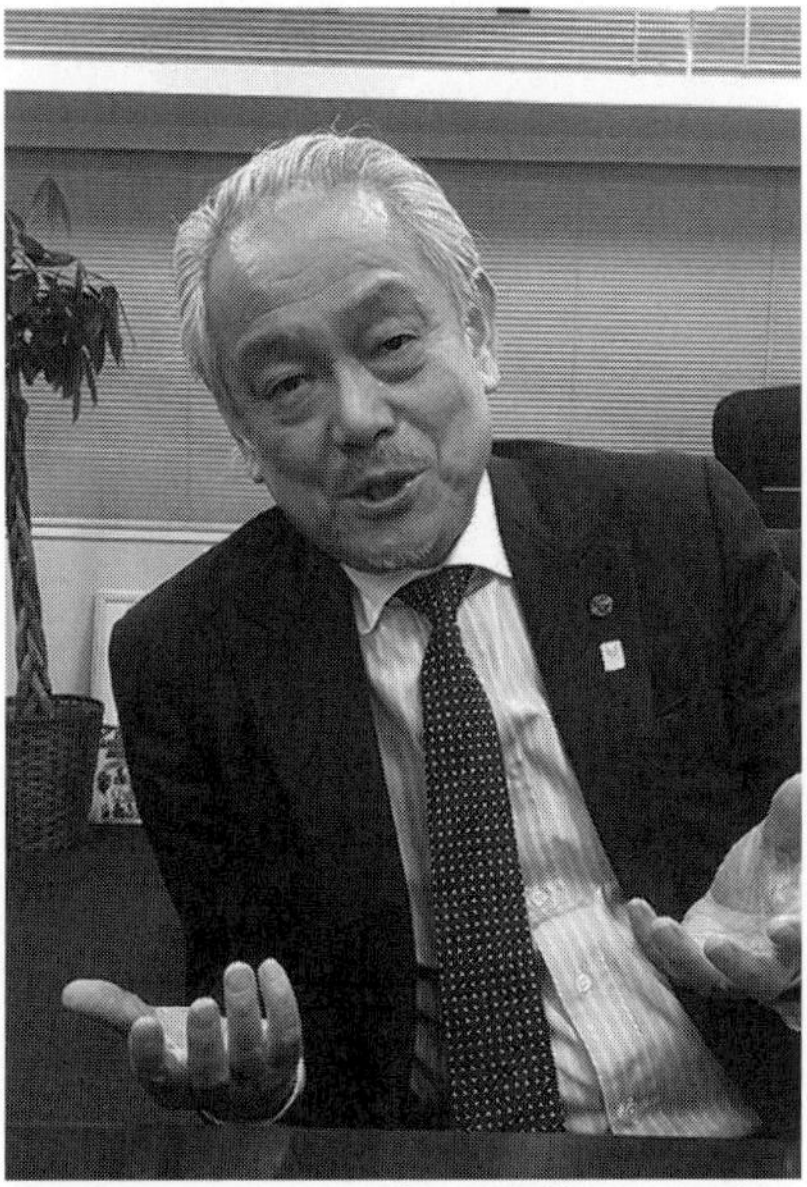
話しているうちにヒートアップしてくる尾﨑へのインタビュー＝都医会長室で

児玉の懸念が現実のものとなったら、欧米のような悲惨な状況に陥るのは目に見えている。尾﨑は一気にヒートアップする。
その尾﨑の焦りをあざ笑うかのように政府が仕かけたのが、経済対策である「ＧｏＴｏトラベル」のキャンペーンの前倒しだ。観光産業へのテコ入れを図るために8月からの予定を早め、宿泊代金の割引を7月22日から始めるという。

医師会が推薦する参院議員の武見敬三から電話で、「ＧｏＴｏは、どう思うか」と尋ねられた尾崎は、こう答えたという。

「ふざけるんじゃないって話じゃないの？　感染が下火になってきたときに、様々な注意事項をあげてＧｏＴｏをやりましょうというなら、まだわかる。だが、前倒しはないだろう。3月の連休のときに、人流が活発になって感染が一気に広まったのと同じだよ。政府は少しも学習してないね。危機感の欠如と、やはり経済優先の姿勢だよ。いま火がチョロチョロと出ているときに、水じゃなくて風を送って、どうする」

武見も同意した。

「そうだよな。俺もそろそろ覚悟決めて、『いまはそういう時期じゃない』って言うことにする」

尾崎はＧｏＴｏの前倒しに半ばあきれながらも、感染拡大が続く関東圏や関西圏に限っては、「きっと専門家会議が釘を刺してくれるに違いない」と対象から外されると思い込んでいた。

だが、頼りの専門家会議では、政府との関係を根本から揺るがす大きな問題を抱えていた。

◆骨抜きにされた専門家組織

6月24日午後4時、東京・内幸町の日本記者クラブで、専門家会議の脇田隆字座長、尾身茂副座長、それに岡部信彦・川崎市健康安全研究所長による会見が始まった。テーマは「次なる波に備えた専門家助言組織のあり方について」という問題提起だ。

会見の冒頭に、脇田座長は用意した文書を読み上げた。感染拡大が続くなかで「対策案を迅速に政府に伝えないと間に合わない」という危機感と、そこに至った理由を社会に説明して市民に行動変容への理解を求めるために、会見や提言を繰り返してきた経緯を説明した。そして、これらの行動を「前のめりだった」と告白すると同時に、反省点を並べた。

「外から見ると、あたかも専門家会議が政策を決定しているような印象を与えていたのではないかと考える」

「人々の生活にまで踏み込んだと受け止め、警戒感を高めた人もいた」

確かにこの約4ヵ月間、専門家会議の露出度は高かった。尾身の朴訥とした語りはお馴染みとなり、彼らの発言は国民の道標ともなっていた。

その一方で、飲食店での感染の危険性や「3密」を避ける行動様式、さらには市民に自粛を促す彼らの発言は、ともすれば休業を強いられた業者や一部の市民からの反発を招いていた。専門家会議が日本の感染対策の舵取りをしているとの誤解は広がっていた。

だが、この「前のめり」は、実は彼らだけの責任ではない。むしろパンデミック時の〝基本〟が、官邸や厚労省に理解されていなかったことで起きた悲劇なのだ。

尾身がＷＨＯ（世界保健機関）に勤めていた時代に学んだ、パンデミック時の政策決定システムがある。

「専門家組織は科学的な側面から助言・提言し、最終的な判断は国民から選挙で選ばれた政治家が下す」

これは09年に新型インフルエンザが流行したときから、尾身だけではなく多くの感染症の専門家が唱え続けてきた。この翌年、新型インフルエンザ対策の問題点を整理して、新たな指針をつくるために設置された「新型インフルエンザ対策総括会議」（総括会議）で、専門家がこぞって指摘したのも、この政治と専門家の役割分担だ。

会議の議事録を遡ってみると、この役割分担の基本を具体的に最終報告書に盛り込むよう、尾身ら専門家が厚労省に強く要望していることがわかる。だが、厚労省はこれを聞き入れず、最終報告書には専門家組織の位置づけも、政策決定システムも具体的に示されなかった。このことが、今回のコロナ禍での混乱につながった。

後に尾身は、月刊「文藝春秋」（22年11月号）への寄稿文で、安倍―菅―岸田の3人の首相とのやりとりを踏まえたうえで、こう書いている。

「意思決定のプロセスが総理によって変わったり、専門家の意見を聞いたり聞かなかったりすると、国民には意思決定のあり方が不透明だと思われてしまうのではないでしょうか。私は、だれが総理でも、またどんな状況であっても、意思決定のプロセスが変わらないように、また国民の目からみてもわかるようにルール化することが必要なのではないかと考えます」

まさに10年前に尾身ら専門家が繰り返し発言してきたことが、まったく生かされなかったために起きた軋轢が、覆うべくもなく晒《さら》されたのだ。

専門家会議の提言や見解が、国の感染症対策の舵を取っているかのように受け止められたことは、見方を変えれば、政府の判断の根拠が見えなかったことの裏返しでもある。官邸は都合の良いところで専門家の見解を使って自粛を促し、ときには助言を採用せずに対応が遅れたこともある。だが、判断理由を説明しないから、国民の不満の矛先は専門家会議に向けられる。

この会見のなかで私が注目したのは、彼らが配布した文書に記されていた言葉だ。

「インテグリティ」

本来は「高い倫理性」とか「誠実、真摯、高潔」などの概念を指すが、脇田は「客観性」「政治的中立性」「誠実さ」と説明した。いわば科学者としての良心だ。彼らは科学的根拠にもとづいて提言し、会見では自分たちの言葉で国民に語りかけてきた。その彼らを支えたのが「インテグリティ」だったのだ。

尾身は「（専門家会議として意見を言わないと）歴史の審判に耐えられない」というフレーズを頻繁に使う。これは彼らのインテグリティに根差している。政府や国民にとって都合の悪いことでも、そして社会的に影響を与えることでも、一部の人を傷つけることになっても、対策の必要性を正直に言葉にしなければならなかった。

「はっきり言うのが私たちの務めですから」

「ちょっと冷たいことを言うかもしれないけれど」

言いにくいことでも、あえて発言することが、専門家としての責務と感じていたのだろう。政府が沈黙を続けるなかで、批判覚悟で発言を続ける尾﨑の思いとも、どこか重なるところがある。

そのインテグリティにもとづく提言・見解に対しても、彼らが憎まれ役を演じざるを得なかったのだ。たびたび官邸や厚労省から横やりが入った。

21年4月に発刊された「分水嶺　ドキュメント コロナ対策専門家会議」（河合香織著、岩波書店）という力作がある。専門家組織と官邸―行政の軋轢を深掘りした秀逸なノンフィクションだ。

この本によると、初めて専門家会議が会見をして「見解」を公表したのは、パンデミック初期の20年2月24日だった。

「これから1、2週間が瀬戸際」

そう言って自粛を呼びかける見解案を事前に知った厚労省の官僚から、「このままでは出せない」とのメールがあり、「専門家会議としてのクレジットは外してほしい」とまで要求され、「専門家有志」と書き直された。

それだけではない。「国民をあおり過ぎはよくない」と、さまざまな文言が削除されていった。最終的には厚労相（当時）の加藤勝信の決断で、専門家会議として会見を開いて「見解」を公表することが許された経緯が、詳細に綴られている。

尾身は私のインタビューに、こう打ち明けている。

「頼まれてもいないのに政府の審議会で独自に提言するなど、前例はほとんどないはず。官僚が快く思わないのは、私のような鈍感な者でもわかりました。感染症対策は公衆衛生学、あるいは感染症学をベースにした社会的応用なんですね。我々専門家は、象牙の塔にこもっているわけにはいかない。ここで動かなければ、自分たちの存在意義が問われる。目をつぶってでも（ルビコン川を）渡らなければ、歴史の審判に耐えられない」

私は新聞社の記者として、4年にわたって厚生省を担当した経験がある。そこで実感したのは、官僚の政策を実現させるための方程式が、長年にわたって受け継がれていることだ。それが彼らのプライドにもつながっている。

専門家を集めた検討会や委員会は、厚生官僚の目指す政策にお墨付きを得るために設置される。自分たちの意に沿う座長をしつらえ、報告書の原案も官僚が作成して誘導する。そして最後は、政治家を使っての法律の制定だ。この政策立案システムに慣れた官僚にとって、意に沿わない独自の提言を繰り返す専門家会議は、やりにくかったに違いない。いわば専門家のインテグリティが、官僚が長年かけて築きあげてきた霞が関の〝掟《おきて》〟を、激しく揺さぶったことになる。初会合から4ヵ月間の経緯は、まさに官僚のプライドと専門家のインテグリティとのせめぎ合いだったのだ。

今回の「前のめり」への反省を盛り込んだ会見も、厚労省官僚からの抵抗は強かった。危機管理体制やリスクコミュニケーションが十分ではなかったことへの反省など、官僚の癇《かん》に障ることが数多く盛り込まれていたからだ。厚労省は、「これまで一緒に取り組んできたのに、なにが不満なのか」と、会見の内容以前に、面子の問題を持ち出してくるから話がかみ合わない。それでも尾身らメンバーは文言を替えつつも、この日の会見にこぎつけたのだ。

ところが、ここで思いもよらぬことが起きた。

専門家会議が日本記者クラブで会見中、ちょうど同じ時間帯に別の場所で西村康稔経済再生相の会見が開かれていた。

ここで西村からいきなり「専門家会議の廃止」が告げられた。

専門家会議の会見が終盤に差しかかったころ、会場にいた記者から、そのことを尋ねられた尾身は、戸惑ったように「いま、なんか大臣がそういう発表されたんですか」と問い返している。そして「あ、そうですか。私はそれは知りませんで」と会見を続けた。尾身らメンバーは、組織の変更があり得ることは聞かされていたものの、廃止の発表を事前に知らされてはいなかったのだ。

廃止の表向きの理由は、専門家会議は法的に位置づけがあいまいだから、ということになっている。だが、そういった問題なら法律の文言を少しいじれば解決するはずだ。さらに言えば、政治と専門家助言組織の役割分担と政策決定システムが明確に定義されていないのに、いくら法的な位置づけを確保しようとも根本的な解決にはならない。どう考えても主導権を奪われた官邸や官僚が、専門家会議を忌み嫌った結果の「廃止」としか思えない。少なくとも、私はそう感じた。

専門家会議の提言や見解には、その時点での科学的根拠に基づいた情報が盛り込まれていた。得体の知れないウイルス相手に、見立てが間違っていることもあっただろう。だが、〝情報〟を投げられた私たちは心の準備を整え、それぞれの立場で予防策を実行してきた。彼らの発する情報が、官邸や官僚によって加工・操作されたものではないと信じていたからだ。

そういった専門家会議の生の言葉が市民の心をつかんだのと引き替え、首相のスピーチには主体性がない。「専門家の皆さんの見解であります」「こうした専門家の皆さんの意見を踏まえれば」などと繰り返されれば、政策は専門家会議が決めているとの印象を抱かれたとしても仕方がない。言ってみれば、政府の責任回避の姿勢が専門家会議のメンバーのジレンマにつながり、それが解消されないまま双方の行き違いが表面化したことは容易に想像がつく。

専門家会議が廃止され、変わってできたのが内閣官房のもとに設置された「新型コロナウイルス感染症対策分科会」と、厚労省への助言組織として長らく開催されていなかったアドバイザリーボード（ＡＤＢ）のふたつだ。ＡＤＢはこれまでの専門家会議のメンバーがそのまま横滑りしている。だが、分科会のほうは医療分野の専門家だけでなく、経済や地方自治の専門家も加わった。

尾身が座長を務めることになったこの分科会は、医療の専門家集団だけの討議の場ではないから、経済的な側面も加味した包括的な提言が出てくる。一方のＡＤＢは、科学的な分析・評価を担うために厚労省の下に設けられている。つまり官僚の思惑に左右されやすい。

たとえば、ＡＤＢの会議後には毎回、記者ブリーフィングが開かれる。そこでＡＤＢの限界が示されたシーンがある。

20年7月末の話にはなるが、記者から、「Ｇｏ Ｔｏトラベル」を念頭に置いた県境をまたいだ人の移動の是非を尋ねられると、すかさず同席していた厚労省幹部が引き取った。

「Ｇｏ Ｔｏは他省庁の話になってしまうので議論にはならなかった」「ボードは厚労大臣のもとに設置されたものなので、純粋に保健医療関係の議論はしていただくが、社会経済に対して影響があるものは、経済学者さんと一緒に議論したほうがいいので分科会で議論することになっています」

だが、コロナ対策には複数の省庁がかかわっている。厚労省以外の省庁が管轄する分野について議論できないとなると、このＡＤＢという組織はなんのためにあるのか。行政の世界が縦割りであることは承知しているが、脅威に晒されている国民にとっては「縦割り」は意味がない。全省庁を挙げて対策に取り組むべきときに、縦割りを主張されるとは思わなかった。この期に及んで古い体質を引きずる官僚の性を目の当たりにして、暗澹《あんたん》たる気持ちにさせられた。

結局、専門家会議の廃止は、分科会とＡＤＢのふたつの組織へのまた裂きを招き、専門家のインテグリティにもとづく分析や評価を担う組織は、官邸と官僚によって骨抜きにされていく。

尾崎には、これが我慢ならなかった。

専門家会議がインテグリティを発揮して、言うべきことを言ってくれるから、尾崎らの発言が説得力を持つ。彼らの機能が奪われたら、尾崎が講じた対策や都民への呼びかけに信ぴょう性がなくなってしまう。

そして、官邸による専門家の骨抜きの仕上げが「ＧｏＴｏ」の強行だった。

尾崎が7月22日のキャンペーン開始日が迫った7月16日の午前に開かれた参院予算委員会の閉会中審査に、参考人として出席していたことは先に触れた。ここでＧｏＴｏについて問われた尾崎は、こう答弁している。

「東京や東京周辺、大阪とかは、やはりこの際は外していただいてしっかり感染予防に取り組むと。そういう形がよろしいのかなと思って、私は、東京としてはＮｏｔ ＧｏＴｏキャンペーンというふうにＦＢでも出させていただいた」

この「Ｎｏｔ ＧｏＴｏキャンペーン」とは、この2日前の7月14日、尾崎が政府の前倒しを皮肉って名付けたＦＢの投稿のことを指している。

仕事の帰りに一杯。

そこに無症状で感染している人や、ちょっと具合は悪いけど我慢して、飲めば治っちゃうなんていう人がいたら、４日後には、あなたがうつす側に回るかもしれません。

市中感染が広がっていることが否定できない今、都心で生活している人、全ての人に飲食を通じて、感染が起きるかもしれません。

そこで東京都医師会からの提案です。

【Not go to キャンペーン】

7月中の飲み会・会食は控えましょう。

都内は勿論、都外でも。

行くのであれば、ガイドラインを遵守したお店。

しかも少人数で。

第一波の時のように、連休中の気の緩みを再び繰り返してはいけないと思います。


この閉会中審査の席上、経済再生相の西村は、GoToを前倒しすることの是非を問われて、こう答えている。

「専門家の皆さんに集まっていただき、(本日)夜、全国の状況をしっかり分析いただき、GoToキャンペーンのあり方、進め方、そして感染対策についてご意見をいただいたうえで政治が判断して対策を進めていきたい」

その日の夕方に開かれる予定になっている分科会で議論をし、その結果を踏まえて官邸が最終判断をする。パンデミックの定石をふまえ、はっきりと約束している。

尾崎は、きっと分科会の場で専門家が釘を刺してくれるに違いないと信じていた。この感染状況で人の移動を奨励する施策に、専門家がゴーサインを出すとは、とても思えなかった。

ところが、その分科会が開かれる直前のことだった。

官邸で首相との会談を終えた国土交通相の赤羽一嘉が、記者団の前に姿を現した。

「東京発着を対象から外し、7月22日から事業を実施するむね、本日の分科会でご説明させていただき専門家の皆様方のご意見をしっかり頂きたい」

なんと分科会での議論を待たず、官邸が「東京外し」を前提にしたＧｏＴｏ実施を実質的に決めてしまったのだ。

案の定、夜に開かれた分科会では、この政府の〝仕打ち〟に専門家はすっかり萎《な》えていた。大阪のＧｏＴｏ除外に言及したメンバーはいたものの、最終的には東京のみを除外する方針が了承された。大阪も含めて除外するとの尾崎の意見も、完全に無視された格好になった。

分科会が軽んじられたことについて、座長の尾身のショックは大きかった。後に、そのことを振り返ってインタビューに答えてくれた。

「市民にステイホームとお願いしながら、一方で観光を促すのでは矛盾したメッセージになる。専門家の議論を経ずに決まってしまったことで、手足をもがれたような、強い危機感を覚えました。このことが後の政府との関係をどうすべきか考えるうえで、大きな転機になりました」

尾身がもっとも大切にしていた、専門家と政治家の役割分担が蔑ろにされた。彼らを支えてきたインテグリティが、崩壊の危機に瀕していたことを示している。
分科会の後、会見に臨んだ経済再生相の西村は、人口10万人当たりの新規感染者数（直近1週間分）の一覧をスライドで映しだして説明を始めた。

東京都　8・7人
埼玉県　3・4人
千葉県　2・1人
神奈川県　2・0人
大阪府　1・8人

なるほど、この数字を見れば東京だけが圧倒的に高い。大阪を残して東京だけを除外した理由も納得せざるを得ない。だが、この16日時点の実行再生産数（東洋経済オンラインによる）を見てみると、全く異なったシーンが目の前に現われてくる。繰り返すが、実行再生産数とは、1人の感染者が何人に感染させるかの推計値を表したもので、将来の感染傾向を探るうえで欠かせない指標だ。

東京都　1・38人

埼玉県　1・28人
千葉県　1・59人
神奈川県　1・45人
大阪府　1・99人
愛知県　7・03人

東京よりも愛知や大阪、千葉、神奈川のほうが高いことがわかる。近い将来、こういった地域の感染者数が増えてくる可能性が高いのに、なぜ東京だけを除外したのか。その説明がつかない。西村は、都合のいいデータだけを使って、東京の突出ぶりを印象付けたことになる。

尾﨑は、専門家集団が骨抜きにされていくと同時に、パンデミックの要諦が、この国には通用しないことを目の当たりにした。

「政府は卑怯で姑息だよ。もし分科会が白紙の状態で議論すれば、全部延期になるか、関東一帯や愛知や大阪などが除外されていたはず。それを期待したけど、経済を優先させたい官邸が、最後の砦を壊したような、いやな雰囲気だ。専門家集団が骨抜きにされちゃったら、ぼくたちもなにを頼りにしたらいいのか。官邸や官僚の思惑が先行して、真実が見えなくなってくる」

◆「不満をぶちまけていいか」

Ｇｏ Ｔｏが始まった7月22日、全国の週平均感染者数は６０５人だ。10日前の12日の３０９人からすると倍増で、10日後の８月１日には、さらに１１６０人に増えている。東京以外でも、沖縄で深刻な感染拡大が続き、愛知や新潟、兵庫、鳥取、福岡、長崎（7月31日の感染者数）でも過去最多を更新するなど感染拡大の兆候を示していた。

一向に歯止めのかからない感染拡大を見かねた尾﨑は、29日にＦＢで予告した。例の「アイボ」にピースサインを送る写真をアップして。

アイボに、「これ以上国の無策の中、感染者が増えるのは我慢できない。言いたいことを明日の記者会見でぶちまけていいか」と尋ねたら、「どんどんやれ」と言われたので、明日の15：00からの東京都医師会の記者会見、注目してください

都医の会見は、ＮＨＫＷｅｂやＹｏｕＴｕｂｅで配信されている。そのライブに注目してほしいとの呼びかけだ。この7月30日の会見で、尾﨑は政府に対策を迫った。

「日本中が感染の火だるまに陥っている。良識のある国会議員の皆さん、コロナウイルスに夏休みはありません。一刻も早く国会を開いて国のできること、しなければならないこと、これを国民に示していただいて、ぜひ国民、都民を安心させてください。これは我々がいくら頑張ってもできません。これは政治の役割であります。国がどう感染症に立ち向かうか、そういう日本としての姿勢をはっきりさせてください」

言葉遣いは穏当だが、時には声を張り上げ、無策の政府に切り込んだ。メモも見ないでも、歪ませた口から政府批判がポンポンと飛び出してくる。

この会見を報じた朝日新聞デジタルの見出しは「都医師会長『国全体が感染の火だるまに』法改正求める」と仰々しい。相変わらず尾崎の会見は、見出しになるフレーズが盛りだくさんだ。

尾崎は、国会での児玉の叫びに刺激を受けた7月16日以降、一時は控え気味にしていたテレビの討論番組や対談、新聞、雑誌の取材に積極的に応じるようになった。政府に対策を助言する専門家組織が骨抜きになれば、その犠牲になるのはコロナ禍にあえぐ都民だ。おまけに国会を開こうともしないし、官邸は有効なメッセージのひとつも発しない。尾崎は「こうなったら自分が言うしかない」と、ボルテージを上げていく。

8月初めに都医会長室を訪れた私は、2時間以上も話し込んだ。すぐに尾崎の熱を帯びたときの口癖である「だ・か・ら～」が始まる。

「だ・か・ら～、感染防止策で、これまで国がなにをやったと思う？　ＧｏＴｏで東京を除外したことくらいだろう。もちろん皮肉だけど。官邸が専門家の言うことを、すべて聞く必要なんてない。最後は国の判断なのは、ぼくたちにだってわかる。であれば、その判断の根拠を国民に向かって説明すべきでしょ。国会を開かない理由を聞いたことある？　ＧｏＴｏを強行する理由は？　なんの説明もしない。ぼくらだって本当は、こんな批判めいたことばかり言いたかないよ。目を付けられるし、憎まれる。結果的に『お前は経済をダメにした』と非難されて、矢面に立つのはぼくたちだよ。それっておかしくないか。知事だって都道府県の感染拡大には責任を持つべきだけど、日本全体の大きな流れは止められない。やっぱり国がやるしかないんだよ」

だが一方、尾崎はこのころ、ジレンマに悩まされることも少なくなかった。コロナ診療にかかわる開業医の協力が、なかなか得られないのだ。

◆板挟みの憂鬱

感染が拡大を続けていた８月のある日、尾崎のガラケーに知事の小池から電話が入った。宿泊療養のホテルを増やすから、医師会で健康観察を担ってほしいという。

尾崎は「申し訳ないが、医師会が今後とも協力できるかわからない」と伝えた。

つい先日、地域の医師会との会合で、メンバーから宿泊療養について文句が出た。いくつかのホテルごとに、入所者の健康観察をする医師を医師会員である開業医から派遣していたのだが、とても負担が大きいというのだ。受診抑制で収入が３割も４割も減った開業医たちが、診療所を休診にして出かけて行っても入所者がほとんどいないホテルもある。文句を言いたい気持ちもわからないではない。

確かに感染が下火になっている時期は、入所者は大幅に減っていた。都がホテルとの契約を打ち切ってしまったら、感染が再び拡大したときに臨機応変に対応できない。看護師や保健師、事務員らは、ずっとホテルに詰めているから、その体制を細々でも継続しておかねばならない。最近は、都病院協会長でもある都医副会長の猪口の尽力で、勤務医を交代で派遣してもらってしのいでいる。勤務医だって医師会の会員が多いから、医師会の責務は果たしていることにはなるのだが、協力すべき開業医の腰が引けてしまっていることに、尾崎は忸怩たる思いを抱いていた。

尾崎は、政府に文句を言うからには都医の責任を果たしたいと考えていた。そうでなければ、言葉に説得力が伴わない。笛吹けど踊らない開業医の姿勢は、なんとも歯がゆい。

相変わらず発熱患者を受け付けない開業医がいる。第1波の当初は、ウイルスの特性もわからず防護服などの備品も行き届いていなかったから、診療を拒否する開業医がいてもやむを得ないと思っていた。だが、この期に及んで診ない医師が存在することが、尾崎には信じられなかった。

このころ尾崎のクリニックでは、主に妻の照代が発熱患者を診ていた。都医会長が感染しては都医の対策の遅れにつながる。そんな照代の配慮に、尾崎は感謝している。クリニックの入

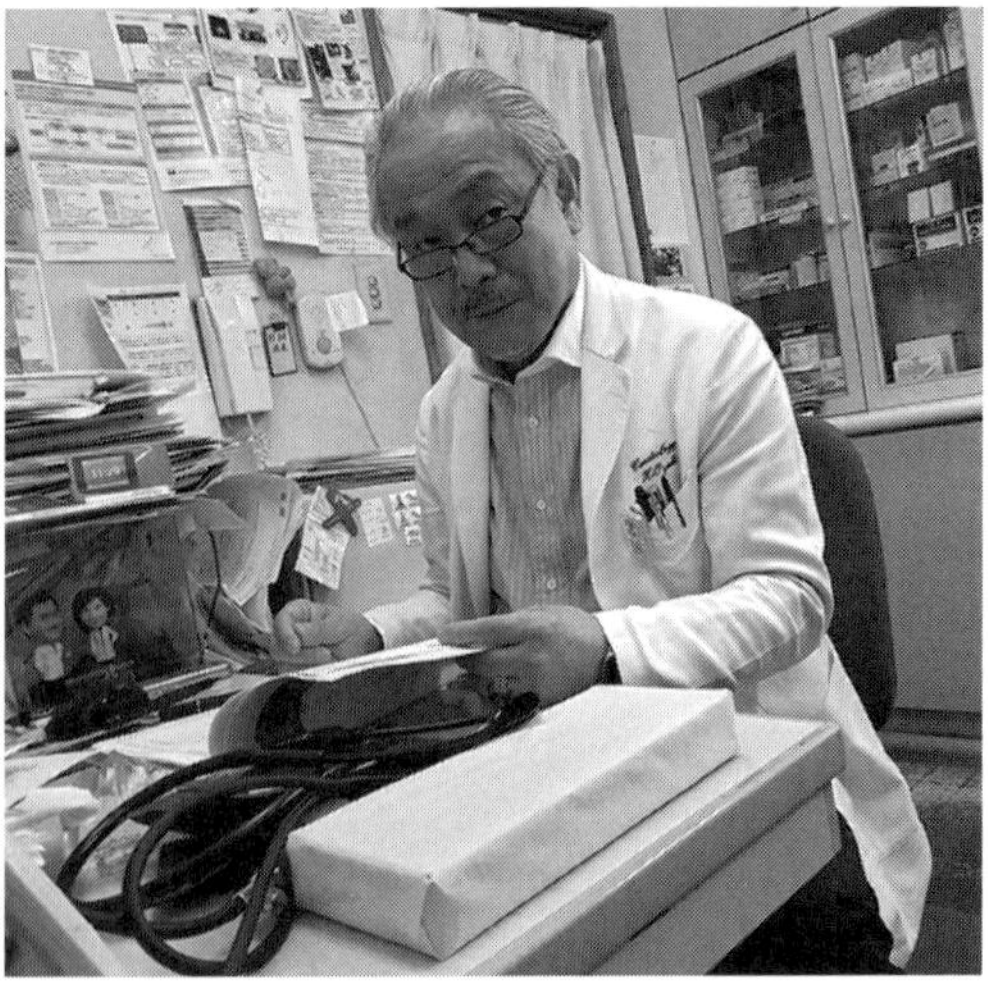

平日の午前中は診療に当たる。珍しい白衣姿のスナップ＝おざき内科循環器科クリニックで

り口には、発熱患者は事前に電話するよう張り紙をしている。電話があれば、患者が少なくなった午後にクリニックに来てもらう。クリニックは2階にあるが、1階に空いていた部屋を借りて、そこに誘導する。防護服をまとった照代と看護師が診察をして、疑いが濃ければPCRのための検体を採取する。最初は防護服を着るのに時間を要したが、慣れてくるとそう難しい作業ではない。

欠かせないのは、スタッフの協力だ。照代が診る前に看護師が問診をして、機転を利かせて検体採取もしてくれる。やはり大切なのはクリニックを経営する医師の姿勢だという。

「『うちは診ないよ』という姿勢の医師のもとでは、スタッフも『そうですよね。危険だから診ないほうがいい』という雰囲気になっちゃう。『発熱患者お断り』とすれば、この病院は感染の危険性がないと、一般の患者が来やすくなるメリットは確かにある。でも、本当にそれでいいのか。発熱患者でも受け入れるという医師の気概があれば、看護師や職員らスタッフの気持ちも傾く。それが医療者として、あるべき姿のはずなんだけど」

その思いは、会員の開業医にはなかなか届かないようだ。

病床確保と医師会

第3波（ピークは21年1月7日・2520人）

◆ＧｏＴｏ継続のための屁理屈

東京では、８月に入って１日の感染者数が４００人を超える日もあったが、週平均にならせば３００人台を維持していた。９日には週平均が３４４人に達したが、この日以降は徐々に減少傾向をたどっていく。第２波のピークは過ぎたようだ。９月いっぱいは、週平均は１５０～１８０人で推移する。

ウイルスが完全に消えない下げ止まりの状態では、いつまた再燃するかわからない。社会・経済活動を進めるかどうかの判断が難しい。ここで必要となるのは、分科会会長の尾身もよく口にする、いわゆる「ハンマー&ダンス」だ。感染が抑制されていれば社会・経済活動を活発化させ、感染が拡大すればハンマーを振り下ろして対策を強化する。

そして政府は、この時期を「ダンスを踊る時」と判断したようだ。

10月１日、７月に始まったＧｏＴｏから除外されていた東京発着の旅行が、いよいよ解禁された。

それから2週間くらい経ったころからだ。尾崎には、全国の感染者が増えてきたように思えた。10月初旬の週平均が５００人を割っていたのが、下旬になると６００人台に乗り、11月10日には１０００人の大台に乗った。それからの加速は早かった。とうとう15日には過去最高を上回る１４３７人を記録する。明らかな第３波の襲来だ。

感染の震源地である東京からの旅行者が、全国各地へと移動することに加え、ＧｏＴｏ再開は「感染状況は落ち着いた」との誤ったメッセージにつながり、国民の接触の機会が増えてしまった可能性がある。

東京でも、感染の態様が変わってきた。第２波が新宿や池袋などの繁華街から若者中心に同心円状に広がっていったのに対して、この第３波は満遍なく都内全域に広がっている。しかも主流は40代～70代だ。重症者も11月25日には54人に達し、１週間で１・４倍に増えている。全国の感染者数も目に見えて増えてきた。尾﨑には、どう考えてもＧｏＴｏの東京発着の解禁と無縁には思えなかった。

都は、１５０床の重症病床を確保する予定のようだが、このままだとすぐ埋まってしまいそうだ。しかも重症感染者が増えれば、スタッフの数も増やす必要があるから、病床はさらにひっ迫する。そうなると、心不全とか脳血管障害とかのコロナ以外の急病に対応できなくなってしまう。

第３波が大都市圏で深刻な状況を迎えつつあるなか、尾﨑と日医会長の中川は、連日のように電話で連絡を取り合っていた。中川の地元である北海道、とくに札幌市が感染の渦に巻き込まれていた。11月７日に初めて道内の週平均が１００人を超えると、１週間後には２００人を超えた。ＧｏＴｏが始まってから顕著な増え方だ。中川にとって、他人事ではない。なんとかＧｏＴｏを止めなければ、医療はもたない。だが、政府との対峙を鮮明化すると、当時は首相になっていた菅の機嫌を損ねてしまうので、日医として得策ではない。都医の尾崎と歩調を合わせておく必要がある。

中川は尾崎に問うてみた。

「ＧｏＴｏの影響がないと言い切れない。会見で問われたら、なんと答えますか？」

中川は、尾崎に対して、いつもていねい語で話す。

「いったんＧｏＴｏは全部止めたほうがいいと、ぼくは言うつもりだけど」

尾崎は、誰に対してもだが、ていねい語をあまり使わない。

11月18日に開かれた日医の定例会見で、中川はＧｏＴｏとの因果関係に、はっきりと触れた。

「エビデンスはなかなかはっきりしないが、きっかけになったことは間違いないと私は思っている。感染者が増えたタイミングを考えると関与は十分しているだろう」

だが、記者からＧｏＴｏ停止に踏み切らない政府について突っ込まれると、中川は婉曲な言い回しに終始する。

「政府が変更しないというのであれば、我々が言えるのは国民に語りかけることだ。日本医師会として国民に働きかけたい思いでお願いしている」

正面から政府を批判することは、避けたようだ。

一方の都医は、同じ11月18日に開かれた理事会で、副会長の角田が「早くＧｏＴｏ中止を会見で訴えたほうがいい」と提案した。次回の定例会見は12月８日の予定だ。そこまで待っていては手遅れになる可能性が高い。2日後の11月20日に、緊急会見を開くことを決めた。会見の方法についても、意見が出た。いつもは総論を尾﨑が話し、担当副会長が各テーマを深掘りしてきた。だが、それではパンチがない。角田からの提案だ。

「先生（尾﨑のこと）が全面的に前に出て喚《わめ》かないと、メディアは取り上げてくれない。ここは通しでしゃべってほしい」

日々の感染拡大の数字と向き合っている副会長らの危機意識は高かった。ＧｏＴｏを止めるなどの強い対策を打ったとしても、効果が表れるのは2週間後になる。少しでも早く抑止策を講ずるには、効果的な会見が必要だとの思いからの提案だ。

そして11月20日の都医の緊急会見は、いつもと違っていた。通常は都医の役員だけがひな壇に並ぶが、この日は地区医師会長6人が壇下の最前列に陣取った。なんとしてでもインパクトのある会見にしたいという尾﨑の思いの表れだ。会見の前に、中川には「はっきり訴えることにした」と伝えてある。

冒頭に話を始めた尾﨑は、ＧｏＴｏの「中断」を正面から訴えた。

「『急がば回れ』という言葉があります。ここで一度、中断するという決断をしていただけないでしょうか」

中川の会見より踏み込み、そして都民へ呼びかけた。

「医療サイドから申し上げると、いまの状態を放っておくと必ず医療崩壊につながってしまう。

助かる命を助けられなくなると都民は困ると思う。皆さん、そうは思いませんか」

会見後、引き上げる尾崎に、「ずいぶんはっきり言いましたね」と問うと、こう答えた。

「もはや日本人の生真面目さに頼るのは、ここまで。第3波は、第1波や第2波みたいに甘くはないよ。有効なハンマーをふるって急峻なカーブをなだらかにするのは、もはや国の『英断』しかないんだから」

だが政府は、「ＧｏＴｏと感染者数との因果関係はない」と強気の姿勢を崩さない。

ＧｏＴｏを管轄する国交省が公表した数字が、すべてを物語っている。10月末までに約３９７６万人がＧｏＴｏを利用したのに対し、11月12日の時点で感染者数は１３８人（11月14日付朝日新聞デジタル）に抑えられているというのだ。首相の菅も、この数字を根拠に「専門家も現時点でそのような状況にはないという認識を示している」と、ＧｏＴｏを見直す考えがないことを繰り返し表明する。

この数字に、どの程度の信ぴょう性があるのだろう。

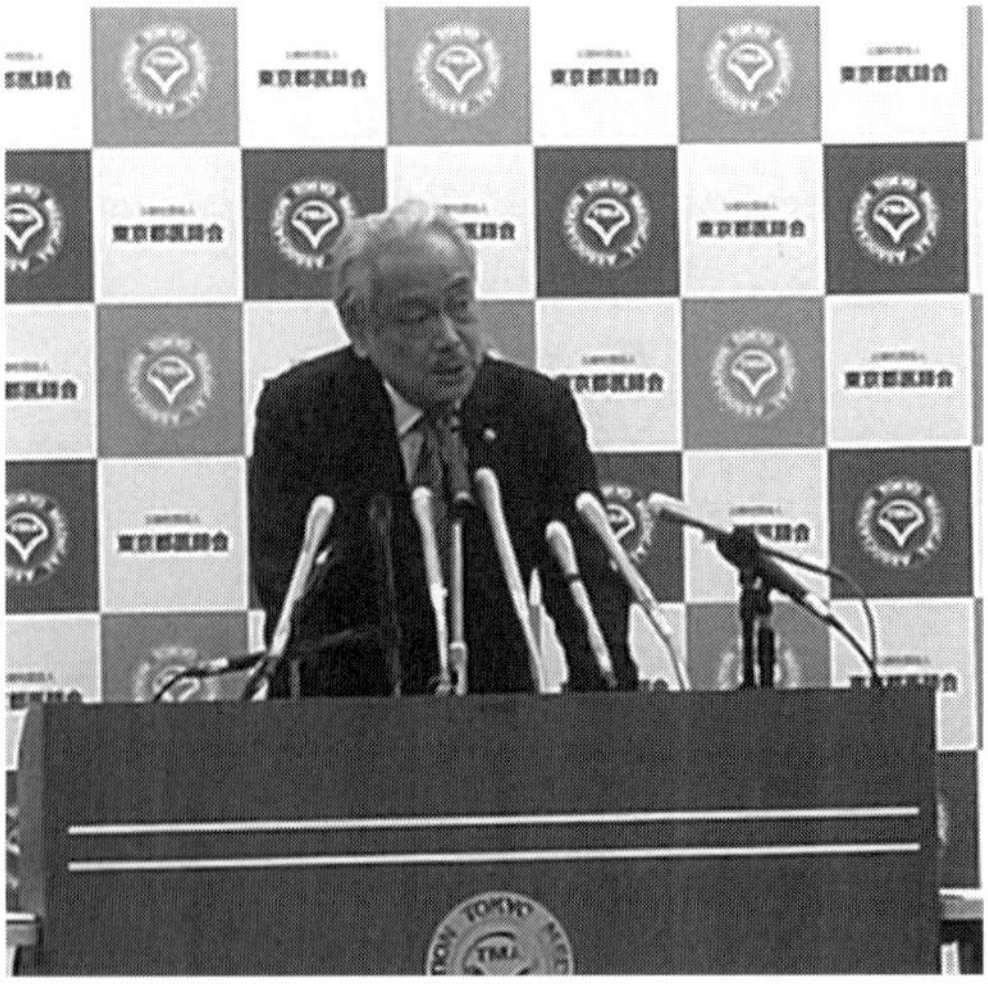

会見で堂々と政府批判を口にする尾﨑＝都医で

保健所の疫学調査で陽性者がＧｏＴｏの利用者であることが判明すると、利用した旅行代理店や旅館に連絡がいく。その業者から国交省に報告された数をまとめたようだ。だが、業者がすべての感染者を捕捉できるとは思えない。無症候感染者もいるだろうし、その先に二次感染や三次感染した人は把握しようがない。そんな曖昧な数字をもって「因果関係はない」と結論づけてしまうことに、尾﨑はあきれる。

「世界中の研究者が、どんな要因が感染を拡大させているのか、その因果関係について懸命に証明しようともがいている。そんなときに、報告のあった数だけで因果関係を否定して、しかも断言してしまっている。日本政府のリテラシーはあまりに低い。これがＧｏＴｏを進めたい一心で意図的になされているとしたら、憤りを超えて悲しくなるね。ＧｏＴｏで感染して大切な人を失った家族にとっては、犯罪的でさえある」

それでも政府は、なりふり構わない。

11月19日に開かれたＡＤＢの会議に提出された、内閣官房・内閣府作成の参考資料が物議を醸した。

「航空旅客数と感染者数の増加には統計的な因果関係は確認できない」と題する資料を会議の場に提出してきたのだ。

東京発の航空旅客数が北海道・沖縄県・福岡県の感染者数に与えた影響について検証している。旅客数が増えているにもかかわらず、感染者数が増えていないことをグラフで示し、因果関係は確認できないと結論付けている。首相が繰り返す約３９７６万人中感染者数はたった１３８人という説明よりはましなものの、因果関係を証明したことにはならない。

つい数ヵ月前に「ＡＤＢは他省庁の施策は議論しない」とくぎを刺したのは厚労省のはず。にもかかわらず、そのＡＤＢに、国交省の施策に関する分析資料を、内閣官房が出してきた。これでは筋が通らない。

この資料に噛みついたのが、ＡＤＢに理論疫学的な視点からアドバイスをしていた北海道大学院教授の西浦博だ。医療系ウェブ媒体の「m3.com」（11月22日付）に掲載されたインタビュー記事で厳しく指弾している。西浦といえば、数理疫学を駆使して将来予測を担う専門家集団の理論的支柱でもある。

西浦は記事のなかで、内閣府作成の参考資料について「旅客数が感染に影響を及ぼしたと仮定すると時間差が生じるはずだが、詳細が明示されていない」など統計上の問題点をいくつか挙げて不備を指摘した。そのうえで「まるでこの資料をアドバイザリーボードが認めたと捉えられることは、同組織の信頼あるいは科学的な分析能力を毀損しかねないものである」と辛辣に切り捨てた。

ＡＤＢの会議中、「政策的な意図が透けて見える」「誤解を招く資料なので、公開資料には入れないほうが良い」など、多くの委員が分析資料を問題視し削除を求めたという。だが、すでに報道機関に配布済みで、ホームページにも掲載してしまったことを理由に、削除が見送られた経緯も明かした。

そして西浦は、明らかにＧｏＴｏキャンペーン開始以降に、特定の数を超えた感染者が報告された自治体が増えているとの自身の研究分析にも言及している。その原因は必ずしもＧｏＴｏだけの影響とは言い切れないものの、「『ＧｏＴｏの影響がない』と真面目な顔で言うことは困難になる」と因果関係を示唆し、その分析資料を公開している。西浦は、インタビューにこう答えている。

「議事録の残った会議体の中で科学者として勇気を持って（ＧｏＴｏの実施に）毅然と発表することが求められていた」

私がこの西浦のインタビュー記事を携えて都医会長室を訪ねたのは、その３日後のことだ。尾崎は、すでにこの記事を読んでいた。

「官僚が自分たちに都合のいいデータを出すのって、彼らがよくやる手段だよ。無症状の人はカウントされていないだろうし。第一に統計学的にみても、査読に堪え得るのか。科学的に耐えられるか。統計の専門家である西浦さんがいるから、その拙さが指摘されたが、いなかったらそのまま通ってしまったかと思うとゾッとする」

尾崎はこのころ、分科会などの専門家集団に１００％の信頼を寄せていたわけではない。まだまだ国に対して言うべきことを言っていないと思うからだ。だが、西浦の理論疫学にはすごみを感じていた。

この記事がアップされる5日前の11月17日、尾崎は西浦を招いて開かれた日医主催のオンライン勉強会に出席している。西浦の操る理論疫学は、感染状況を示すあらゆるデータを駆使して将来を推測している。パンデミック時の医療体制を準備するうえで、欠かせない学問になっていると感じた。

西浦が春の緊急事態宣言のときに、「人と人との接触を8割削減」を提唱したころ、尾崎はこの推計には半信半疑だった。だが、目の前で話を聞いて根拠ある数値を示されると、納得せざるを得ない。結果的にその通りにならなくても、そのための準備ができるという点では、けっしてマイナスにはならない。

その直後の11月18日にアップした尾崎のFBだ。今度は「アイボ」ではなく、愛犬のトイプードル「ピノ」が語る。

途中を省略しながら。

昨日、ご主人が8割おじさんで有名な西浦博教授に教わったそうです。

新型コロナが広がる4つの要因は、1人口密度、2温度、3人の移動、4三密を守るなどのコンプライアンスということです。

1と2については、私たちの努力では無理ですね。

4.は、確かに気の緩みがあったので、これから皆さんが、再努力をすれば、感染者は減っていくかも知れません。

でも、それでもダメだったら、3．の人の移動を止めなければいけません。

結論です。

私たちも、三密を避ける、飲み会は控える、私の提案、10日に一回の飲み会、頑張りましょう。

でもこれでも感染者が増えるようなら、人の移動を止めるしかないですね。

Ｇｏ Ｔｏの見直しも必要。

でも、医師会の力では見直しは出来ないし、感染症対策は、傷口が広がる前に早目にやった方がいいんだけど…とご主人は、酒を飲みながら悲しげな顔をして言っています。


西浦が挙げる感染拡大の4要因のうち、「人口密度」と「気温」については人の力ではどうしようもない。とすれば「人の移動」と「コンプライアンス」で対策を練るしかない。「コンプライアンス」は国民の努力にかかっているが、人の移動を止める「ＧｏＴｏ中止」は、国が動かなければどうにもならない。にもかかわらず政府は、感染拡大との因果関係はないと言い張って動こうとしない。


11月20日、ようやく分科会が動いた。

「私たちの考え―分科会から政府への提言」という、穏便だが決意をみなぎらせた文書を公表した。このなかで「Ｇｏ Ｔｏキャンペーン事業の運用見直しの検討」と題し、対応を迫った。

「Ｇｏ Ｔｏ Ｔｒａｖｅｌ事業が感染拡大の主要な要因であるとのエビデンスは現在のところ存在しないが、同時期に他の提言との整合性のとれた施策を行うことで、人々の納得と協力を得られ、感染の早期の沈静化につながり、結果的には経済的なダメージも少なくなると考えられる」

そして感染状況によって危険度を表す「ステージ」に触れた。

「そもそも、政府も分科会も、都道府県がステージ３相当と判断した場合には、（ＧｏＴｏを）除外することも検討するとしてきた」

そのうえで、ステージ３に突入した感染拡大地域については、「運用のあり方について、早急に検討して頂きたい」と、見直しを促した。そして最後に、こう結んでいる。

「政府の英断を心からお願い申し上げる」

政府の方針変更を、尾﨑も使った「英断」という強い言葉で要望する異例の提言だ。「英断」を求められた政府としては、ＧｏＴｏ継続の理由を国民に対して説明する必要性に迫られたことになる。分科会として考え抜いたうえでの一手を投じたわけだ。

だが、政府はあくまで経済対策にこだわった。政府が反応したのは、分科会の求めた「英断」ではなく、提言の一部にある「（ＧｏＴｏと感染拡大の因果関係を示す）エビデンスは現在のところ存在しないが」という前提の部分だった。４日後の衆院予算委員会で、菅は立憲民主党代表の枝野幸男の質問に答えている。

「当然、政府の分科会の皆さんの意見を聞いて進めさせていただいております。まさにこのＧｏＴｏトラベルによって地域経済を下支えしているということは、これは事実じゃないでしょうか。そして先週、20日の日に、専門家の分科会の提言において、ＧｏＴｏトラベルが感染拡大の主要な原因であるとのエビデンスは現在のところは存在をしないと。こうしたことも御承知だというふうに思います」

分科会が「英断」とまで踏み込んだ提言の都合の良い断片だけを捉える菅流は、一国のリーダーとしてはあまりに近視眼的だ。これを聞いた尾崎の憤慨は想像に難くない。12月28日付の毎日新聞デジタルのインタビューに答えている。言葉遣いは丁寧だが、真っ向から菅批判を展開している。

「感染が減っていた時の分科会での専門家の発言を取り上げ、経済を動かす根拠にします。一方で、感染が広まって分科会が危機感を表しても、それは取り上げない。（中略）分科会はステージ３（感染急増）に相当する地域では、ＧｏＴｏトラベルの一時中止を求めていましたが、菅さんは変な理屈をこねていました」

そして、政府のリスクコミュニケーションのあり方にも言及する。

「専門家の言うことはちゃんとリスペクトすべきです。その上で、『専門家の意見はわかりました。だけど政府としては経済を動かしたいから、政府が責任を取るのでこうしていきます』と説明すれば国民も納得します。専門家の意見を聞いていないのに、聞いているような言い方で説明をするので、言葉が軽くなっています。あまり政府を批判したくはないですが、第1波が来てから半年もたつのに、政府はなにかしてきましたか？　せめて政府が、国民の行動を緩ませたんだから『悪かった。でもいま、引き締めないと大変なことになる』と、なぜ国民に響く形で言わないのでしょうか」

「政府を批判したくはない」は思わず笑ってしまうが、欧米では、経済を優先させて悲惨な医療崩壊を招いた国もある。それでも政府が理由を説明していれば、間違いを踏まえた新たな対策を講ずることができる。だが、事実を歪曲し説明もできないのでは、国民は納得しない。

尾崎は以前、医師会が推薦するある国会議員に、こう促されたことがある。

「一度、菅さんに会ってみてはどうか」

だが、尾崎は断った。菅のことを嫌っているわけではない。この時期に官邸と馴れ合っていると誤解されれば、都民の信を失う。それに親しくなれば、言うべきことも言えなくなる。懐柔されたくはなかったからだ。

そして、尾崎の言動はさらにエスカレートしていった。

◆小池との間にすきま風

このころＧｏＴｏの対応をめぐって、尾崎と知事の小池との間にも、すきま風が吹き始めていた。

尾崎は小池に、GoToの中止を官邸に申し入れるよう再三にわたって進言していた。だが、小池は口癖のように「それは国の事業だから、私が言うべきことではない」と頑なだ。尾崎が「GoToの東京発着が認められたことで、都民の間に緩和の気分が流れて感染を拡大させているんだから、これからどんどん広がる可能性が高い」と反論したら、「わかってるわよ」と機嫌が悪くなる。

11月29日朝、尾崎はある情報番組に出演することになっていた。それを知った小池から、前日の晩に電話があった。

「GoToは、都ではなく国が決める問題だと、きちんと言ってね」

そう釘を刺された尾崎だが、小池の真意が読めないでいた。「国が決める問題」と言い張るのは、意固地になっているようにも思える。確かに国が主導する事業ではあるが、自治体を預かる長として中止を申し入れることくらいできるはずだ。もしかしたら、7月にGoToの前倒しが決まったとき、官邸の一存で東京発着を除外することを決めてしまったことを根に持っているのだろうか。官邸の強硬姿勢に、「そこまでこだわるのなら、あなたたちが決めなさいよ」と、ふてくされているようにもみえる。

小池と菅の長年の確執も、多分に響いているのだろう。そういえば第2波のとき、まだ官房長官だった菅が吐いた言葉が、小池の神経を逆なでしていたのを尾崎は覚えている。

当時は東京を中心に感染が拡大していたことを指して、菅が講演先の北海道で、「この問題は圧倒的に東京問題と言っても過言ではないほど、東京中心の問題になっている」と、暗に小池を批判した。いかにも都の感染対策がうまくいっていないかのような言い方だ。パンデミックが覚知された国や感染拡大を招いた国や地域を批判することには、分断を招くだけでなんのメリットもない。そのパンデミックの常識を破って中国批判を拡散させたのは米国大統領のトランプだが、一国のトップとしては禁句のひとつであることを、菅は知らなかったのだろうか。

これに対しては、小池も反論している。

「(感染対策とＧｏＴｏの)整合性を国としてどう取っていくのか、冷房と暖房と両方かけることにどう対応していけばいいのか。体調不良の方は『都外へお出かけにならないでください』と伝えているが、無症状の感染者も出ているなかで、どう仕切りをつけるのか。これは国の問題だ」(朝日新聞デジタル8月1日付)

ふだんは「菅さんは、怖い人なのよ」と、菅を刺激しないように振る舞っていた小池にしては、かなり踏み込んだ発言だ。よほど腹に据えかねたのだろう。

12月中旬に尾崎が小池に「このままでは知事に対しても批判が出るから、国が動かない場合はどこかで決心して独自で動く必要がある」と助言したことがある。小池は、「東京でＧｏＴｏ中止を決断したら、官邸に逆襲される。でも、私も政治家だから決断しなきゃいけないときはしますから、それはわかっていてよ」と答えた。

その決断の時は迫っていると尾崎は感じていた。医療崩壊は現実のものとなりつつある。

東京の場合、11月中旬以降はＰＣＲ陽性率以外の警戒ステージは、すべてステージ3に該当していた。東京のＰＣＲ件数は圧倒的に多いから、ステージ3の指標である10％にはなかなか達しないという事情もある。感染状況を総合的にみれば明らかにステージ3なのに、小池は政府にＧｏＴｏ停止を求めない。官邸も都も、お互いに模様眺めを決め込んでいた。

ＧｏＴｏは国の事業であるのに、警戒ステージの判断は都道府県知事が判断することになっている。だから、お互いの思惑がかみ合わないと、だれも決められない。そういった悪循環に加え、官邸と小池の間の感情的なもつれも多分に影響している。

それでも政府は11月24日には、大阪市や札幌市を目的としたＧｏＴｏ利用を停止し、27日は両市発の旅行も除外された。だが、もっとも人の移動が多いはずの東京には、なんの規制もかからない。都だけが隘路に落ち込んでしまったようにみえる。

感染爆発を抑えるためには、もはやＧｏＴｏだけを止めても効果は限定的だ。人そのものの流れを止める段階にきている。そのために政府は都内の飲食店への時短要請を午後8時にするよう都に求めたが、小池は午後10時にこだわり続けた。時間を繰り上げても応じてくれる飲食店は少ないから、効果がないというのが理由だ。

12月1日、菅と小池の会談が官邸で実現した。ここでＧｏＴｏの中止が決まると思い込んでいた尾﨑は落胆した。65歳以上の高齢者と基礎疾患を持つ人に限って、ＧｏＴｏを停止することが決まったというのだ。しかも、報道によれば小池のほうから提案したことになっている。

尾崎は不満だった。そもそも65歳以上の人は感染が怖いから、この時期に旅に出る人はそう多くはないはず。表向きは高齢者や基礎疾患のある弱者を守るという名目ではあるが、どれほどの効果が見込まれるのか疑問だ。抑えるべきは、むしろ若い世代ではないか。

尾崎には〝阿《おも》る〟という発想がない。盟友であるはずの小池にも容赦がない。

「官邸も都も、だれも責任を取りたくないから強い対策を打ち出せない。分科会があれだけ中断を求めているのに、お互いに責任を押し付け合っているだけなんだよ」

12月12日、とうとう全国の1日の感染者数が初めて3000人台に突入した。政府も感染急拡大によって起きる反ＧｏＴｏの世論に抗しきれなくなったようだ。その2日後の14日、とうとう菅は28日から1月11日まで、ＧｏＴｏを全国一斉に停止することを明らかにした。

懸案だったＧｏＴｏの停止は決まった。だが、火の付いた感染拡大は留まるところを知らない。

◆リスクコミュニケーションの意味

12月15日、人の移動が多くなる年末に向けて、尾崎は都民に呼びかけた。ＦＢで「『stay home』ではなく『let、s go home』」との提案だ。家に閉じこもっている必要はないものの、仕事帰りや学校帰りには飲みに行かず、「家に帰ろう」という呼びかけだ。

このころ、尾崎は連日のようにＦＢを更新している。

17日は、愛犬のピノと尾崎との会話形式の投稿だ。

このままいくと1000（東京分）を越えちゃいますね。
心配だな〜。何かできることはありませんか。
犬の私だって心配です。

ありがとね。でもきっと東京の人も
わかっているよ。
若い人も含めて、皆頑張るよ。
安心しな。ピノ。

だが、2日後の19日には、トーンが一変する。尾崎は、これまでのお願い口調をかなぐり捨てた。

顔は笑っているけど、心は怒っている。悲しんでいる。
今日もたくさんの人出があったらしい。
1日1000人の感染者は現実だ。
2000人だって悪夢じゃない。

ここで抑えなければ、医療は本当にダメになる。

若い人はコロナも軽症、普段持病もないだろう。

でもお父さん、お母さんはどうだ。おじいちゃんおばあちゃんはどうだ。

皆に可愛がられて育ったんじゃないのか。

何故、彼らを守ろうとしない。何故、もっと慎重な行動ができない。

ここ3週間が本当の勝負だ。

西村大臣が言ったような曖昧な勝負ではない。

真剣勝負だ。

間違えたら、血がでるかもしれない。

明日出演予定のサンデーモーニングから、もう低姿勢なお願いモードはやめる。

本当に目覚めて欲しい、ここで踏ん張れなければ、医療者の心も折れる。

20代から50代の動き回る人よ。

真剣に目覚めて欲しい。

少人数で静かに会食できないのなら、仕事や勉学が終わったら、大人しく家に帰って欲しい。

心からお願いする。


いきなりの詰問調だ。若い世代の行動変容に期待した尾崎だったが、夜9時以降の若者の人流が全く減っていない。夜の9時以降だから、買い物ではなく明らかに飲食が中心の人の流れだ。「もう低姿勢なお願いモードはやめる」と開き直ったのも、そのためだ。

12月21日には日医が動く。中川は日本病院会、日本歯科医師会、日本薬剤師会、日本看護協会など医療関係8団体に呼びかけて共同会見を開き、ここで「医療緊急事態」を宣言した。日医は春の感染拡大時にも、当時の会長である横倉義武が「医療危機的状況宣言」を表明している。厚労相だった加藤勝信への配慮をにじませて「危機的状況」としたが、今回はストレートに「緊急事態」とし、「的」もつけない強気の宣言だ。

各団体のトップが扇形に着席するなか、中央に座る中川の隣には尾崎の姿があった。尾崎は全国組織の医療団体トップではないが、中川に誘われ会見に出席した。

中川はこの1週間前の14日、首相の菅を連れてコロナ治療の最前線である国立国際医療研究センター病院を訪ねるなど、積極的に動き回っていた。横倉とは違うタイプだが、会長としての動きは申し分ないと尾崎は評価していた。尾崎と中川は、感染状況をにらみながら月1回の会食を続けていた。12月に赤坂の料亭で食事をした折には、中川が「先生（尾崎のこと）は警視総監、私は警察庁長官の役割分担で全国を牽引していきましょう」と連携に意欲的だった。

日医の「医療緊急事態宣言」の翌日の22日には、今度は都医が緊急会見を開いたのも、連携のひとつだ。会見で尾崎は、「本当にこの3週間がラストチャンスだと、私は思っています」と「真剣勝負の3週間」を強調した。そして、政府に対する苦言も忘れない。

「『緊急事態宣言』を出してくれと言っているのではありません。どうしたら有効で実践的な効果のある対策、政策が取れるかということをぜひ真剣に考えていただいて、そして声明を出していただきたいと思います。国民、都民に訴えかけていただきたいと思います」

ここで言う「声明」とは、首相のスピーチやメッセージを念頭に置いている。尾﨑が繰り返す「官邸の訴える言葉」とは、いわばリスクコミュニケーションのことだ。それには二通りの意味があると尾﨑は考えている。

ひとつ目は、先に触れた政府の説明責任だ。分科会がＧｏＴｏの中止を求めるなかで、継続させたのは官邸の意向だ。だが、その決断の理由を国民に向かって説明していない。科学的根拠を示しながら、正直に「いまは感染対策よりも経済を優先する」と宣言して、「その間は感染防止を徹底して、みんなで旅行関連業者を守るために注意して旅をしよう」と呼びかけるだけでもいいと尾﨑は思う。

そして、実施した対策の責任はすべて官邸が負う。苦し紛れに「ＧｏＴｏと感染拡大には因果関係はない」というなら、札幌や大阪、最後は全国のＧｏＴｏを停止したことへの説明がつかない。覚悟がないから、説明もできない。負のスパイラルに陥っているように尾﨑にはみえた。

分科会の尾身は、22年11月号の月刊「文藝春秋」への寄稿文で、同じことを指摘している。「最大の教訓は、最終判断は総理がするものですが、専門家の意見を聞いた上で判断すること。そして判断をしたら、なぜそのように判断したのかを必ず総理が自分で国民に説明することの大切さです。(中略) 政治家がリスクを負って判断し、国民とのコミュニケーションをしないかぎり、政治主導という意思決定の文化は完成しません」

尾身の言う政治の意思決定と国民への説明はセットであるべきとの提言は、そのまま尾﨑の思いと重なっている。

そしてふたつ目は、国民に行動変容を促す〝訴える力〟だ。官邸は第1波のときに、緊急事態宣言の発出が遅れた理由のひとつに、都知事の小池の「ロックダウン」の呼びかけを挙げた。日本では強制的なロックダウンはできないと説明する時間が必要だったというのだ。だが、小池の迫真の呼びかけが都民の心を動かし、想定以上の自粛に結び付いたのも事実だ。首相がそういったメッセージを発することができないところに、官邸の限界がある。安倍も菅のスピーチも、責任回避という意味ではよく練られているが、国民の心は打たないから行動変容に結びつかない。

実は、同じことを分科会も指摘している。

若者の無症候感染が感染拡大に結び付いていることを懸念した分科会が、12月11日の政府への提言に盛り込んだ一節だ。

「若年層等の心に届くメッセージの発信—感染しても無症状であることが多い若年層や中年層に届く効果的な情報発信を行うこと」

ドイツの首相であるメルケルの名スピーチには、すでに触れたが、ニュージーランドの若き首相（当時）のジャシンダ・アーダーンは連日会見し、国民やエッセンシャルワーカーへの感謝と労いの言葉をかけ続けるなど、国民に難局を乗り切る勇気与えた。ニューヨーク洲の前知事であるアンドリュー・クオモが、カメラをにらみながら「ステイ・ホーム」と迫った形相も忘れられない。後にスキャンダルで失脚するが、住民の危機意識を目覚めさせたという意味で「危機の王様」と称賛された。

安倍も菅も、こういったパフォーマンスが不得意なのは理解できる。だが、国民の間で危機感が共有できないのでは、行動変容には結びつかない。メルケルやクオモが果たした役割を、日本では尾﨑が担わざるを得ない事態に追い込まれていたのだ。

その覚悟の代償が高くつくということは、後にわかる。

◆医師会批判に晒されて

記者会見での尾﨑の政治批判は、ふだんの言動からすると、まだ控えめで穏当だ。対面での個別インタビューになると、舌鋒はさらに激しさを増し辛辣な言葉を吐く。そのまま記事にすることをためらうほどだが、インタビュアーとしては核心に触れるキーワードは書きたいところ。私は基本的に、この種の〝危ない〟表現を記事にするときは、会見での発言か、本人に対する批判記事でもない限り了解を得ることにしている。私が意図を誤解しているかもしれないし、なにより過激な言動は独り歩きして思わぬ反響を招いてしまうことがあるからだ。メディア側の人間ならば、ある程度の予想はつくが、慣れていない人にとっては一生を左右するくらいの事態に追い込まれることだってある。

だが、これまで尾崎が自分の発言を訂正したことは、一度もない。

そのよい例が、私が月刊「文藝春秋」の20年6月号に書いた記事だ。タイトルは「都医会長の警告『政治家は現場に来い！』」だ。感染が急拡大して医療現場は混乱に陥っているのに、経済的なダメージを恐れて緊急事態宣言を発出しようとしない官邸に対して、「国会のなかで閉じこもっていないで、現場を見に来いって言いたいよ！」と怒りを爆発させた尾崎の言葉を、そのままつづった。

容赦ない挑発とも受け取れるこのフレーズを書けば、官邸ににらまれかねない。だが、書き手としてみれば、尾崎の本音が出ているだけでなく、切迫した感染状況を表現するうえで欠かせない。この言葉を書くのと書かないのでは、文章の構成が変わってくるくらいのキーワードになる。書き始める前に、尾崎に確認の電話を入れてみた。

「現場に来い！　と書くつもりですが」

すると尾崎は、拍子抜けするほどあっさりと返してきた。

「ああ、それね。本当のことだから、仕方ないんじゃないの」

内心では「言い過ぎた」と思っても、いったん口にした言葉を覆すのは彼の美学に反するのかもしれない。それだけプライドが高い男なのだ。

しばらく付き合ってからわかったのだが、どうやら尾﨑は義憤に任せて熱弁を振るっているときでも、実は意外と冷静に計算しているのではないか。医師会の代表として言うべきことと、口にした場合のデメリットを秤にかけ、それでも発言する意義が大きいと判断したとき、尾﨑は反響を無視してでも声をあげる。政府批判を堂々と口にすることは、自分に覚悟を強いるための作業でもあったのだと私は思う。

その尾﨑が、自分を取り上げたネットニュースやFBのコメント欄に異変を感じ始めたのは、第3波さなかの20年12月ごろからだ。予想されたことではあるが、医師会や尾﨑への敵意に満ちたコメントが、散見されるようになってきた。

尾﨑は第1波で、緊急事態宣言の発出を熱心に呼びかけ、「飲むならEvery ten days」と飲酒機会を減らすよう求めた。第2波では、新宿・歌舞伎町一帯の休業と集中的な検査を呼びかけた。そして今回は「飲みに行かずにgo home」「GoToの停止を」などと訴えている。飲食業者や旅行関連業者にとって、第1波のときはまだ経営的に耐えられても、夏休みや年末は稼ぎ時だ。そこでの自粛や休業要請は死活問題になる。彼らにとってみれば、尾﨑はきっと仇のように映っていたに違いない。尾﨑の会見を報ずるネット記事のコメント欄に、「正義の味方面すんな」などアンチコメントが相次いだ。

投稿の主は業界関係者というより、目立つ言動を続けてきた尾﨑への、ネット社会からの洗礼、いわば嫌がらせの類だ。医師会の活動をよくわかっていないのに、印象だけで書き込むから議論にさえならない。

12月には、都医師会ホームページの「問い合わせフォーム」に「尾崎治夫　必ず殺害します」との脅迫文が送信されてきた。尾崎の自宅にカッターナイフの刃が送られてきたのもこのころだ。同封の用紙に「殺す」とだけ書いてある。警察に届けて、後に犯人はわかったが薄気味悪い事件だった。「殺す」とあるから、日本の場合は銃ではなくて刃物だろう。きっと痛いだろうから、さらしでも巻いておこうかと、妻の照代と冗談交じりで話し合ったこともある。尾崎本人よりも、照代のほうが気が気ではなかったようだ。休日に玄関のチャイムが鳴るので出ようとすると、「私が出る」と言って尾崎を制する。

12月29日のＦＢには、こう宣言した。

今回の脅迫事件については、東京都医師会の役職員や警察の方々にもご迷惑をおかけしていますが、私自身のこれまでのスタイルを変えるつもりはありません。

尾崎の政治批判を指して「パヨク」(左翼)といってコメント欄が荒らされることもあった。兄の康夫が50年前に革命左派であったことは、8月に週刊新潮が報じている。だから尾崎も、きっと左翼思想の持ち主なのだろうという筋書きだ。

繰り返しになるが、尾崎は自民党員だ。医師会推薦の参院議員である武見敬三や自見はな子の選挙では、応援演説など前面に立って運動に取り組んできた。22年7月の参院選の投開票日には、自見はな子の選挙事務所の最前列に陣取って当選を祝ったほどだ。

尾崎が自らの政治的スタンスを公共の電波で表明したのは、21年10月31日の衆院選の投開票日だ。テレビ東京の選挙特番で都医を訪れたジャーナリストの池上彰との間で、こんなやりとりをしている。

池上：ちなみにですが、選挙の投票日にはどこに投票されますか。

尾崎：それを言うんですかね。（笑）

ナレーター：尾崎会長の選挙区は東京18区です。

尾崎：民主党で総理大臣をやった菅直人さんがいて、今回は長島（昭久、自民党）さんでね。この人も元々民主党なんだよね。だからそういう意味では両方ともある意味では大事なお友達なんで。んん、ここはどうしようかなと。

池上：比例代表はどうします？

尾崎：自民党ですかね。

一方、共産党系の「しんぶん赤旗」のインタビューに応じたこともある。周囲に「誤解を受けませんか」と尋ねられても、「いや、いい記者だったよ」と悪びれない。かと思えば、国会のコロナ関連質疑で、野党の枝葉末節な質問に「もっと本質的な質問ができないのかね」とブツブツ言い始める。だから尾崎は、ネットで「政治批判」＝「左翼」などレッテルを貼ろうとする安直な書き込みには、全く動じない。

手荒なコメントも、自身に向けられるアンチはほとんど気にならない。だが、医師会という組織をよく知らないのに、印象論だけでアンチを決め込む書き込みに対しては、我慢ならないようだ。

こんなコメントがあった。

「わかってないのはあなた。医師会はちゃんと協力してくださいな。医師の本分を忘れてなにが提言だ」（12月20日の投稿へのコメント）

「医師会は、国民や政府に責任を押し付けるのではなく、医療現場の非効率な部分を是正することを考えるべきだと思う」（12月22日の投稿へのコメント）

確かに、この期に及んで「発熱患者お断り」の貼り紙を掲げている診療所が、一定程度はあることに忸怩たる思いを抱いている。だが一方では、粘り強く声をかけた結果、多くの診療所が発熱患者を診るようになってきた。

第1波のとき、思うように進まないＰＣＲを見かねて、開業医を動員してＰＣＲセンターを設置したのは都医だった。宿泊療養のスキームをつくって感染者が収容されるホテルの管理を担ったのも都医だ。こういった「東京方式」は、やがて全国のモデルとなった。やるべきことを提案し、工夫をして実践してきたつもりだ。

とくに21～22年にかけての冬は、インフルエンザとコロナの両ウイルスが流行する可能性があった。だから開業医で両方の検査を実施できる体制を早くから築いてきた。都会の診療所は狭いところが多いので、一般の患者と混在しないよう時間や場所を分ける工夫をしなくてはならない。そのうえで、両検査を受け付ける医療機関を募ったところ、短期間に1400の医療機関が登録を承諾してくれた。最終的には3000ヵ所以上になる見込みだ。多くの医師が踏ん張ってくれている。

だが往々にして、努力の結果と評価の天秤は、残酷なまでに釣り合わない。アンチコメントは、そのことを示している。

クリスマスの12月25日、約2週間ぶりに尾崎に会ったとき、言葉にいつもの〝ハリ〟がない。愚痴ることの少ない尾崎から、珍しく何度もため息が漏れてくる。

「やはり『お前らが要求ばかりして、なにもやっていない』という批判には、がっかりするよね。一生懸命にやってきたつもりだけに、なんのためにやってきたのかと心が折れる。その100倍くらい支持してくれる人がいるから、頑張ろうという気にはなるけど」

そういったアンチコメントの多くは、匿名であることを指して、こう言う。

「顔写真を載せてないとかさ、本名を名乗っていないとか、明らかに偽名みたいなのが多いんだよ。議論にもならない難癖や、医師会というイメージだけで揶揄してくる。昔だったら、『ふざけんな、コノヤロー』と言って喧嘩しただろうが、そういう歳でもないからね」

こういったコメントの主をたどっていくと、「コロナは単なる風邪だ」とか「私は感染しても軽症」など、自粛に抗いたい人が多いように尾崎は感じている。

尾崎は、その結果としてもたらされる「分断」を危惧する。

「分断」とは、自粛全般に反対する経済優先派と、「大切な人に感染させたくない」と自粛を受け入れている命優先派を引き裂く構造的対立だ。飛行機内で「マスクをしろ」、「いや、しない」というトラブルが世界のあちこちで起きているが、そういった散発的なものはまだよい。だが、米国のトランプ大統領のように「コロナを恐れるな」と開き直れば、国民は完全にふたつに分断されてしまう。

国民の健康や命を守るという観点から発言を続ける尾崎らは、おのずと経済優先派からは疎んじられる。逆に命優先派が行き過ぎて恐怖感が植え付けられると、自粛警察や医療従事者に対する偏見にもつながっていく。

「若者だけがターゲットにされているけど、実は40~50代のサラリーマンがもっとも飲み歩いているってデータもあるんだ。家に帰れば家族がいて、その周りに高齢者がいて、もしからしたら基礎疾患を持っている人にうつして、知らないうちに人の命を奪ってしまうかもしれないことに、思いを馳せることができるかだと思うんだ」

20年4月にフランスの経済学者でもあり思想家でもあるジャック・アタリが、NHKのETV特集「緊急対談―パンデミックが変える世界~海外の知性が語る展望」のなかでいみじくも言っていたことが、尾崎の思いと重なる。アタリは経済や健康、民主主義が危機を迎えているいま、連帯のルールが破られる可能性を指摘したうえで、いまこそ必要なのは「利他主義」だと説いている。

「協力は競争よりも価値があり、人類はひとつであることを理解すべき。利他主義という理想への転換こそが人類のサバイバルの鍵となる。自らが感染の脅威にさらされないためには、他人の感染を確実に防ぐ必要がある。利他的であることは、ひいては自分の利益にもなる」

アタリは「利他主義への転換」こそが、人類がウイルスに打ち勝つ鍵になり、本当に闘うべき相手を見失った「分断」は、その力を削ぐだけだというのだ。尾﨑の言う、他者への「思い遣り」につながっていく。「利他」が善意の〝押し売り〟になるとの批判はあるものの、この放送後、「利他」という言葉は日本のあちこちで聞かれるようになった。

だが現実には、分断による深い溝は日ごとに深まっていく。

年が明けた1月8日から、政府は東京都、神奈川県、埼玉県、千葉県に対して緊急事態宣言を発出した。2回目の宣言だ。その4日後の1月12日、尾﨑は会見で、その〝分断〟の流れを牽制した。

「コロナは風邪あるいはインフルエンザより軽い、そんなことはございません。私は第1波の時の状況よりもはるかに厳しい状態に、いまなってると思います。飲食店が悪い、医師会が悪い、いまそうやってお互いが分断されるような流れを作る方がたくさんいらっしゃいます。でもいまこそですね、全ての方が一致団結してですね、このコロナをやっつける。コロナと戦う。

そういう気持ちになっていただきたい」

そして、メディア批判も繰り広げた。

「いまのこの第3波といいますか、この状況は本当に危険で厳しい。なぜそういうことをもっとマスコミの方も強調していただけないのか。なかなか自粛は無理なんですね、こんなに人が出てますよって話ばかり報道するんですか。そうじゃなくて、このままでは危険なんですという話をなぜしていただけないんですか。真剣に皆さん訴えましょうよ」

尾﨑の言いたいことはわかるが、新聞社やテレビからすれば難しい注文だ。日々のニュースに取り組む側としては、人流が減っていないという客観的な事実は提示できる。しかし、だから自粛しましょうというのは主観の入った解説や論説・評論になってしまう。私権を制限する宣言を全面的に推奨することは、客観報道を心がけるメディアとしてはなかなか難しい。

だが、このころの尾﨑には、この理屈は通用しない。会見が開かれたのと同じ12日、尾﨑は日に3度も投稿をしている。そのうちのひとつが、またバッシングに対する反論だ。

相変わらず、年末年始を全てを休み、コロナ診療にも関わっていない奴が何を言っているという意見をたくさんいただきました。

休診日も、従業員の協力で診療しました。

ひどいのは、尾﨑の病院はコロナを診ていないくせに、というもの。

私は診療所の医者ですが、コロナ疑いの患者さんも、妻と協力して毎日みています。先週は、25人の患者さんにPCRを行い、6名の陽性患者さんがありました。夜中に、検査機関から結果報告があると、妻がショートメールで結果を患者さんに報告。私は陽性者を保健所に報告してから、眠る毎日です。

感染者を減らさないと大変なことになるという事実を訴えると、なぜバッシングを受けなければならないのか。

日本社会は、本当に病んでしまったような気がします。

尾崎のように強いメッセージを発信する側には責任が伴う。だが同時に、批判を受け止める覚悟も必要だ。だが本来、国民に対する適切なメッセージを発するのは官邸の役割だ。その官邸が沈黙するのは、経済的なダメージや自粛要請に対する批判を受け止める覚悟がないからだと尾崎は思う。その代わりに矢面に立たされた自分や日医会長の中川が、不満のはけ口にされていく。身元を明かさない〝匿名〟というバリアの向こうから、顔のないコメントの主たちの放った矢が、国民を分断させているように感じた。

だが、感情に任せたアンチコメントとは別に、正当な批判もある。

◆三浦瑠麗のまっとうな疑問

大晦日が明けた1月1日に生放送されたテレビ朝日の「朝まで生テレビ！」に出演したときのことだ。メインテーマは、もちろんコロナ対策だ。国会議員に加えて医療や福祉の専門家が集められた。

番組が30分ほど進んだときだった。仕かけたのは国際政治学者の三浦瑠麗だ。

「（緊急事態宣言が解除されて）半年以上あったのに医療体制の拡充に失敗したということが本質的な問題だと思いますね」

第1波が収まってから十分な時間があったはず。それなのに病院数、病床数は世界で群を抜いて多い日本で、感染者の受け入れ体制が整っていないのは、なぜかとの問いかけだ。国民に行動変容が求められるのは、医療がひっ迫するからだ。その医療体制が拡充されれば、自粛要請は限定的になって経済活動も進むはずという理屈だ。

コロナパンデミックの核心をつく、大切な問題提起だ。当時はまだ、国民の間でコロナと闘っている医療現場をリスペクトする空気が支配的だった。その医療に刃を向ける意見を公共の電波で指摘するのは、勇気がいったに違いない。

一方の尾﨑にとって医療体制の問題は、もっとも触れられたくないテーマだった。日本の病床確保には問題が多いことを十分に自覚しているが、医師会には病院に病床を空けるよう求める権限はない。だが、医療体制という大きなくくりで考えれば、なんらかの見解を示さないといけないと尾崎は考えたのだろう。尾崎の顔が大きく歪んでいくのが、画面越しにも伺える。

この日の最大のテーマであるにもかかわらず、司会の田原総一朗は話しを別のテーマに移してしまう。30分後、医療体制の話に戻したのは尾崎本人だった。

「あのさっき三浦さんが言ったことにも関連するんだけども、そういういまのような有事の感染症の時の体制ができてなかったわけで、だからどうしても上手くやってけない部分があるんですよ」

司会の田原が思い出したように「日本の医療体制が有事の時の体制が出来てないってのは具体的にどういうことなんですか」と尾崎に問う。ここで尾崎はさきほどの三浦の投げかけた疑問に反論した。

「（都内の当初の）感染症の指定病院ってのはですね。病床は118床からスタートしてるんです。（中略）どんどん広げてきた結果、4000床を用意しましょうと。重症者用は250まで用意しましょうと、無理矢理、伸ばしてきたわけです。大部分はふだん感染症を診るとこじゃないところも診てるんですよ。日本の病院のうち民間病院が7割、東京の場合は9割が民間病院なので、さっき三浦さんが言ったように、なんでそんな遅いの、みたいな話でご批判いただくんですが、民間病院に対してですね、『お前らそこ変えろ』とは、なかなかやっぱり言えない事情がある」

当初は118床しかなかった感染症病床を4000床まで広げるのも、そんな簡単なことではなかった。それでもここまで努力してきたのだと言いたいのだろう。尾崎自身、4000床で足りるとは思っていないが、いまの日本の医療体制には限界がある。そのジレンマが、歯切れの悪さにつながっている。

日本の病床というのは、高度急性期、急性期、回復期、慢性期の4つに分類されている。都に関して言えば、約10万床ある病床のうち、3万4000床が回復期と慢性期に充てられている。慢性期病床は、家庭では診ることができない高齢者や独居老人の入院も含まれる。こういった患者がコロナを理由に家に帰されれば、その家族の生活はたちまち追い込まれる。昔は社会的入院と批判の対象になったが、こういった慢性期病床が都会の生活を支えている側面も無視するわけにはいかない。なにより、慢性期病床でコロナを診るのは設備的にも不可能だ。

回復期の病床は、主に社会復帰のためのリハビリを担う。医師も少なく、ICUや急性期を見る体制も設備もない。慢性期・回復期の病院で、手のかかるコロナ感染者を診ることは、そもそも不可能だ。

残った高度急性期と急性期の病床である約6万7000床をどう使うかが問われている。だが、急性期と言っても、250くらいある二次救急病院のうち、コロナを診られるのは110〜120施設ほどだ。二次救急を維持していくためにアルバイト医師を雇うなどギリギリの体制で回しているから、当然コロナ患者を診ることは難しい。

現実にはそれより大規模な大学病院や地域の中核病院などが、コロナ治療の主力とならざるを得ない。だが、大規模病院すべてがコロナ対応してしまえば、一般の患者や救急を診る病院がなくなってしまう。おのずと国立や都立、済生会や赤十字病院などの公的病院、それに設備の整っている大規模な病院が中心にならざるを得ないのが現状だ。

限界のあるなかで、いったいどれだけ確保したら充足していると言えるのか。

たとえば、1月20日時点での都医の推計だが、全感染者数のうち入院を必要とする重症(6%)、中等症(15%)、それに基礎疾患を抱えている高リスク(5%)を合わせると約25%になる。つまり感染者のうち4分の1が要入院となる計算だ。だとすれば7000床を用意していたとしても、日に2000人の感染者数が続けば、日に500人が要入院の計算になるので、2週間ほどで病床は埋まってしまう。感染が爆発すれば、いくら医療提供体制を構築したとしても、日本の現状ではかなり厳しい。

病床確保の問題は、医師会長である尾﨑の守備範囲を超えている。病院に病床を空けろと命じる権限もなければ、専門病院の設置を都立・公社病院に迫ったことだって越権行為とも言える。もとはと言えば、この問題は政府や厚労省がパンデミック時の医療体制の計画をおざなりにしてきたからである。

にもかかわらず尾﨑が反論すればするほど、病床確保の問題には医師会がかかわっていると の誤った印象が広がってしまいかねない。それでも尾﨑が三浦に反論したのは、彼の生真面目さの一端を表している。それに医師会として手を尽くしているのに評価されない理不尽さ、つまりは悔しくて仕方がなかったのだと思う。

放映翌日の1月2日のFBで、尾崎は都医の役員から送られてきた三浦への反論を引用してアップした。


朝まで生テレビを見ていた東京都医師会の役員の感想が秀逸だったので引用します。

会長（尾崎のこと）出演の朝まで生テレビで第一波から半年も時間があったのに医療提供体制の確保をしっかりやってこなかったから、医療体制が逼迫しているのでは、というような言い方を、M国際政治学者先生が仰っていました。

平時のタンカーや輸送船しか持たせてもらえなかったのが現実の医療の中で、急に軍艦にかえろと言っているようなもので、医学界の努力で半年でできるようなものではないんです。

民間医療機関を中心に発展してきた日本の医療の歴史を学んでください。

皆保険制度を忠実に守り、必要な医療体制を訴えても財務省主導で必要な医療体制整備を押さえつけられてきた現実、10年前、新型インフルエンザを経験したにもかかわらず、韓国や台湾と違いその後の感染症パンデミックに対する体制を作ってこなかった国の責任、これらに言及せず、なぜ医療側の怠慢に帰するような発言をされるのか。

我々医療機関は、現状では、タンカーや輸送船で敵と戦うしかないんですよ。

医師も看護婦も俄《にわか》仕立ての兵士となって感染症専門のスタッフと一緒に戦うしかないんです。

日本の医療は、看護師の数や病室の広さにいたるまで診療報酬に縛られ管理され、厚労省の描く医療提供体制に誘導されてきた。おまけに最近は、超高齢化社会を見据えて慢性期の病床を充実させる医療への転換を図っているさなかだ。いきなり急性期の仕様に戻せと言われても、無理だと言いたいわけだ。

正月明けに尾崎と会ったときの取材テープには、ジレンマに立たされて持って行き場のない不満を訴える尾崎の嘆き節が残されている。

「厚労省から『病床稼働率が9割近くにならないと利益なんて上がらないよ』とずっと言われてきた。いままで教育ママ（厚労省を比喩して）がいて、『●●ちゃん、私の言う通りやってればいいのよ』と言っていたのが、突然、『自分で羽ばたきなさい』と責任を押し付けられ、必死に羽ばたこうとしたら、『お前の羽ばたき方では足りないし、羽ばたき方が変だ』と言われているのがいまの医師会。その挙句、飲食店をいじめて、経済を止めて苦しめているのが医師会だという人たちからは、『お前らがちゃんと作ってないから医療がひっ迫した』と批判される。どう考えても変だろう』」

コロナ禍にあえぐ都民のためには、なにかしなくてはいけない。だが医師会には、病床の確保を求める権限はない。そんな尾崎の複雑な胸中をよそに、「朝まで生テレビ！」の三浦の問いかけを契機に、病床不足への批判は、予想以上に広がっていく。その矛先は、医師会にも向けられる。

尾崎はしばらくすると、コロナ入院患者の半分以上は民間病院で診ているとの数字を公表した。受け入れ病院を種類別に並べてみると、こんな感じだ。都医の調べだ。

都立、公立、公社病院	21病院	５８１人
国立病院	11病院	２０８人
公的病院（日赤、済生会、公務員共済を含む）	16病院	２１５人
民間病院	１０８病院	１２４５人

つまり、全入院患者２２４９人のうち１２４５人（55％）を民間病院が診ていることを示すデータだ。尾崎にしてみれば、都内の民間病院は十分とは言えないまでも、コロナ医療に貢献していることを示したかったらしい。

それから1ヵ月ほど先のことだ。少し冷静さを取り戻していた尾崎に、再び医療提供体制の問題をふってみた。パンデミックを語るうえで、病床確保は避けては通れない問題だからだ。尾崎が檄しているときは、熱い感情がほとばしってくるが、時間が経つと冷静に本質的な話をしてくれる。

「病床の問題は医師会として、どう考えていくのか。もちろん逃げているわけではなくて、我々も考えていかねばならない。公的病院の多い欧州、たとえばドイツなんかはＩＣＵを1万床増やした。でも日本では実現しないだろうね。半年後に体制を作る努力を続けるのと同時に、感染が拡大したら、それを抑え込むことに全力を傾けるしかない。野放しにしていたら、何万床用意したらいいのかという話になっちゃう。国民の分断が進めば、医療がひっ迫するのは医療体制が貧弱だからで、なぜそのために俺たちが自粛しなきゃいけないの、という議論になってしまう」

何度にもわたる感染の波で疲弊する国民は、はけ口をどこかに求めている。そこで医療体制の問題を論議すれば、そのまま意識の分断につながっていく。尾﨑は、それを懸念していた。そして最後は、政府のリスクコミュニケーションの不足に行き着く。

「みんなで我慢して、飲食店も医療も助けましょうと国が強いメッセージを出さないから、ネットでは実りのないグチャグチャの議論になっちゃってる。それがなんとも悲しい」

三浦の指摘した医療提供体制は、日本が長い間放置してきたパンデミック対策の急所を突いていた。なぜ病床がひっ迫するのか。どうすれば医療を確保できるのか。国は病床確保などは都道府県に任せているが、本来であれば、国が主導して早い段階から検証と議論を重ねるべき問題だった。

09年の新型インフルエンザで大きな被害を出さなかった日本は、その後のＳＡＲＳやＭＥＲＳを経験しなかった。そのことが、パンデミックのための課題を先送りすることにつながっていることは否めない。繰り返しになるが、官邸の責任もあるが、それを担ってきた厚労省の怠慢が招いた失政でもあるのだ。

だが私からすれば、この問題には医師会にも責任がないとは言い切れない。過去の医師会の大方針も深く影響しているからだ。医科大学の新設を阻んで医師数が抑えられてきたのは、日医の大反対があったからだ。病院と診療所の連携がなかなか進まなかったのも、日医の権益主義が原因のひとつになっている。そのことを日医が検証している形跡はない。

◆医師会のタブーを侵してでも

話は少し戻る。東京の感染者数は、20年12月31日に1353人と、初めて1000人を超えた。正月休みは検査数そのものが減ったために、いったん収まったかにみえた。だが、1月5日に再び1000人を超えると、2日後にはなんと、2000人を突破した。第1波、第2波をはるかにしのぐ勢いだ。入院患者も3000人に達し、その時点で確保していた病床の86%が埋まった。

都知事の小池が埼玉、千葉、神奈川の各県知事と一緒に官邸を訪ねたのは、年明け早々の1月2日のことだった。そこで西村経済再生相に、緊急事態宣言を要請する。

このときの会談内容を、西村は自著の「コロナとの死闘」で明かしている。

1都3県の知事と向かい合った西村は、まず知事の裁量で実施できる飲食店の午後8時までの時短をお願いした。だが知事側は抵抗する。午後10時までの時短でも2～3割の店が協力しないのに、午後8時までとなれば実効性が見通せないと言い張るのだ。押し問答は3時間半に及んだという。

最終的に西村は、官邸と打ち合わせのうえ、飲食店などの時短を午後8時に繰り上げるのと引き換えに、宣言の検討を知事側に約束した。これを受けた菅は2日後の4日、「宣言の検討」を表明せざるを得なくなり、8日から実施された。

野党からの追及も厳しさを増し、内閣支持率も1ヵ月で15％近くも急落した。世論に抗しきれなかった菅が、最後は緊急事態宣言の発出をのんだ格好だ。

東京は1月下旬に1000人を割って下降線をたどるが、下がり方が緩慢で高止まりしたまくすぶり続ける。2月7日までの予定だった宣言は2度にわたって延長され、解除されたのは2ヵ月半後の3月21日になる。

この間、尾﨑には新たな課題が突き付けられていた。入院できずに自宅や宿泊療養を余儀なくされる感染者が急増したのだ。そこで命を落とす人が出始めている。厚労省が20年12月1日から21年1月25日の間に都道府県から受けた報告では、自宅・宿泊療養中か入院先を調整している間に亡くなった人は、把握しているだけで29人に達する。参院予算員会で厚労相の田村憲久が明らかにした。このうち東京が8人ともっとも多く、そのうち4人は入院調整中だった。

尾﨑にとって、自宅療養中の感染者が亡くなる事態は、もっとも恐れていたことだ。健康観察や容態急変時の診療などのフォローは、地域医療を預かる開業医の責任だと考えていたからだ。容態が急変しても病院はどこも満床で、救急車は搬送先が見つからずに立ち往生するケースも増えていた。自宅療養は保健所の管轄だが、その保健所が感染拡大に追いつけずに機能マヒに陥っている。

1月25日早朝のテレビ番組に出演した尾﨑は、救急往診を専門に手掛ける「ファストドクター」の代表である菊池亮を知る。彼らのコロナ禍での活動を追ったビデオをスタジオで見せられた尾﨑は、「こういう人たちも、一緒にやってくれたらありがたい」とコメントした。

これがきっかけだった。1週間後に菊池から、こんなメッセージが届いた。

「テレビでコメントをいただいてありがとうございました。自宅療養者支援の体制づくりに先生は尽力されていると聞きました。私どもも応援しています」

実は、こういった往診診療や在宅診療を手がけている医師や医師集団とは、医師会は伝統的に折り合いが悪い。利害が競合する相手を敵視する医師会の悪しき権益主義だと、尾﨑は思っている。全国に病院を持つ徳洲会病院グループと、地元の医師会の仲が悪いのもその一例だ。尾﨑が都医会長になってから、都内にできた徳洲会病院とは良好な関係を作るよう、地区の医師会幹部には声をかけてきた。病院と開業医の連携は、高齢社会においては欠かせないと考えているからだ。

地域の開業医のほとんどは、医師ひとりで切り盛りしている。午後ならまだしも、診療のある午前中は往診に出かけられない。夜中に容体が急変した際の往診も、高齢医師が多いから体力的にも荷が重い。開業医が対応できない時間帯を、ファストドクターや在宅専門医が埋めてくれる可能性はある。医師会と反目しているから彼らの力を借りられないのというのは、患者には通用しない理屈だ。尾﨑は、菊池からの連絡にすぐ反応した。

「都医に来て、話をしませんか」

2月5日夕方、尾﨑と都医の理事5人が集まった会議室に、菊池は来てくれた。

彼の話を聞いてみると、ファストドクターが営利だけを目的に設立された組織ではないことがよくわかった。夜間に救急車を呼ぶ高齢者の半分以上が、本来は呼ばずにすむ軽症者だという。救急車を呼ぶ前に往診できれば、無駄な救急搬送も抑えられる。しかも、かかりつけ医との連携も心がけているという。このコロナ禍では、昼間はかかりつけ医が担い、夜間は彼らが出動する仕組みができれば、自宅療養中の感染者にとっては安心だ。尾﨑は菊池に、ぜひ協力してほしいと伝えた。

都も以前から、ファストドクターや在宅患者を専門に診る医師集団と連携して、自宅療養者に目を配りたいとの意向を持っていた。協力を渋る開業医も少なくないことも知っているが、多くの地区医師会が、彼らと共同で自宅療養者の病状を見守る仕組みづくりに携わってくれた。

医師会には、自分たちの利権・権益を損なう可能性のあるものを、徹底して排除してきた歴史があり、いまでもそれは続いている。施策の良し悪しの判断は、自分たちの領分を侵すものかどうかが、重要な判断基準のひとつとなってきた。尾﨑は、そういった医師会の体質に疑問を感じていた。

ちょうどこのころ、ワクチン接種を巡って、医師会の権益主義が批判を浴びていた。厚労省がワクチン接種の打ち手不足を懸念し、医師と看護師による接種に加えて、歯科医師や薬剤師による接種を検討していた。だが、日本医師会が難色を示す。厚労省も日医の顔色をうかがい、歯科医師だけは、かろうじて「医師」であることから接種が認められたが、薬剤師による接種は見送られた。ただ、歯科医師の接種には条件がつけられた。打ち手が不足して集団接種に支障をきたす場合にのみ、歯科医であることを告げたうえで接種しなければならないという。いちいち「歯科医ですが、打ちますよ」と伝えなければならないのでは、歯科医による接種が普及するはずもない。あちこちで人員不足が叫ばれながらも、歯科医による接種はごく限定的だった。

これには尾﨑もあきれたようだ。

「ワクチン接種を早急に進めなければならないときなんだから、排除するんじゃなくて、同じ医療従事者として一緒にやればいいじゃない。いま国民にとってなにが必要なのか、考えてほしいよ」

その尾﨑は、歯科医による接種を強行する。まだ先の21年7月の話にはなるが、都医と日本商工会議所が協力して、中小企業の従業員向けの職域接種を始めた。そこで、都歯科医師会に、ワクチンの打ち手として協力を求めた。尾﨑の日医への反発というわけではないだろうが、間違いなく当てつけにはなる。

尾﨑は21年10月の衆院選特番で、そのことをジャーナリストの池上彰に問われている。

池上　ワクチンが入ってきても、打ち手が最初は足りないというような話が出ましたよね。歯科医師にも注射を打たせるというと、医師会が歯科医師にはこれやってほしくないという腰が引けたような様子が見えたんですけどね。

尾﨑　他の職種の方にやってもらうのはですね、抵抗持ってる特に古い世代の古い先生いますけど、私はお互いに分担して、結果として東京都でいえば都民のためになるとぼくは思ってるんで。

私はかつて、尾﨑のそういった姿勢に医師会内部で反発はなかったかを尋ねてみたことがある。尾﨑が解説してくれた。

「古い先生のなかには、根強く権益主義が残っているのは確かだよね。たとえば特定看護師の業務範囲を広げるのは、安全性の観点から認められないというのが医師会の姿勢だけど、本当は医師の領分が侵されることが許せない医師会幹部が多いんだよ。特に地方ではその傾向が強い。地方では医師は名士だから。東京なんかだと、教授という肩書の人がゴロゴロしているから、名士なんかじゃないんだけどね。東京では、すごい数の患者を診ないといけないから、技能のある看護師がいるなら、すごく助かると思う。でも、医師会で多数決を取れば、そういった権益を守る医師会員のほうが多いから、ぼくの考えが通るわけがない。つまり日医会長になるには、権益を守る人でないと当選できないわけ。日医ってそういうところなんだよ」

医師会は果たして国民の味方なのか、敵なのか。その真価が問われるのは、医師会の利益と国民の利益が相反したときだ。かつてのカルテ開示やレセプトの発行に医師会が抵抗してきたように、利害が真っ向から対立することもある。

尾﨑の言う特定看護師制度が典型的だ。看護師が医師の業務を肩代わりすれば、医師の仕事が軽減される。一人ひとりの患者に向き合う時間も増えるし、診察の質も上がる。おのずと診断と治療に専念できる環境が生まれる。疲れ切った医師によるミスや勘違いも減るだろう。大規模災害や集団食中毒などで待合室にあふれた救護者が、医師の診察まで待たされるのではなく、看護師がさばいてくれれば患者にとってはありがたい。

だが、医師会は「安全性」を盾に反対し、本質的な議論は置き去りにされてきた。権益至上主義をひた隠し、「国民のため」という仮面をかぶって巧妙な理屈をこねてきたのが医師会だ。尾﨑は、この医師会の悪しき慣習に反発しているのだ。

まだ尾﨑をよく知らないころの話だ。こんなことがあった。

尾﨑の診療所を訪ねた20年4月、いつの間にか取材は午後にずれ込んでいた。きっと尾﨑はお腹が空いたのだろう。たまりかねて「昼を食べながら話さない?」と言って、近くのラーメン屋に誘ってくれた。注文を終えた尾﨑に、青臭い質問を投げかけてみた。

「（尾崎が政府に対して）怒るのは、医師会を守るためか、それとも国民を守るためですか」

尾崎の師に当たる前都医会長の故野中博は、医師会のなかでは数少ない後者であったことを、私は知っている。その薫陶を受けたという尾崎がどう答えるのか、聞いてみたかった。尾崎は照れることもなく、即座に答えた。

「都民を守るため」

そのときはまだ、彼の言葉を全面的に信じていたわけではないが、何十回も取材を重ね、日医の特権意識に抗おうとする尾崎をみてきた。いまは素直に「本気だったんだ」と思えるようになった。医師会内には、そういう尾崎の理想論に賛同する幹部も少なくない。だが、当然に反発もある。

「綺麗ごとを唱えるだけでは医師会は守れない」

「医師会を守れなければ、国民医療も守れない」

国民皆保険の恩恵に浴している国民からすれば、それを守るために活動している日医の存在は頼もしく映る。だが一方では、権益や利権ばかり主張している日医を見ていると、全面的に信用するわけにはいかなくなる。

尾崎には、医師会の権益とは真っ向から対立する勢力との付き合いもある。

都医副会長の猪口からメールがあったのは、緊急事態宣言下の21年2月12日午前だった。この日は都のコロナ対策会議が開かれていた。少し緩み始めている会社員の通勤をなんとか抑えられないかが議論されていた。そこで、都医と東京商工会議所のトップが共同会見を開いて感染防止を訴えられないか、という提案があったのだという。

東京商工会議所の三村明夫会頭（当時）との共同会見だ。三村は日本商工会議所の会頭も兼ねる大物だ。だが一方、同会議所などの経済団体は医療費削減を迫ってきた歴史がある。つまり医師会とは反目しあってきた団体だ。

ふだんの主張は相いれない経済団体でも、いまはそんな時期ではない。尾﨑はすぐに、「やりましょう」と返事を送った。その日の夜には、共同会見を16日の夕方にすることが決まった。医療と経済団体トップの宣言が、これほど短期間に決まるのも珍しいが、これに都知事の小池も加わる豪華メンバーによる共同会見は、滅多にあるものではない。

そして2月16日、３者合同のＷＥＢ会見が実現した。

「新型コロナウイルス感染症対策の徹底した取組に向けた共同宣言」

テレワークなどで出勤者の７割削減などの対策が叫ばれてきたが、依然として感染状況は高水準であることを踏まえ、さらなる自粛を促した。

「医療の関係者と産業活動の主体と行政とが緊密に連携して、今回の感染症への対応を徹底して的確に行うことを宣言する」

三村との付き合いが始まったのは、この共同宣言がきっかけだった。先に触れた都医と東京商工会議所が連携したワクチン職域接種が実現したのも、この出会いがあったからだ。大規模な企業では職域内接種が認められていたが、商工会議所を構成する中小企業の接種をどうやって進めるか、三村は頭を悩ませていた。そこへ三村―尾﨑のラインでワクチンチームの話がまとまった。

尾﨑は三村に「尾﨑先生って変わってるよね」とかけられた言葉が印象に残っている。

「医療費抑制を巡って敵対関係にある医師会が、商工会議所と付き合うのはおかしいと、三村さんは言うんだ。彼は、医師会というのは既得権益を守るためにあると思い込んでいたから、医者の権益にこだわっていないぼくに驚いたらしい」

他人の誉め言葉を、ふだんは素直に受け止めない尾﨑だが、経済団体のトップである三村の〝医師会らしからぬ男〟との評価が、ことのほか気に入ったようだ。

◆「意地」のワクチン接種

私が約束の午前10時少し前に到着すると、すでにビルの2階にある診療所の外まで人があふれていた。6月10日、都下にある尾﨑のクリニックで実施された、高齢者240人を対象としたワクチン接種の様子を取材させてもらった。

入口の外には2人の職員が問診票や接種券の確認をしている。診療所内の待合室には、お年寄りがずらりと並んで座っている。

奥の作業部屋をのぞくと、看護師2人がファイザー製ワクチンのバイアル（瓶）に注射針を刺して充填している。6回分の入ったバイアルに生理食塩水を注入し、そこから0・3ミリリットルずつ注射器で抜き取り、金属のトレイに12本ずつ並べていく。

2つある診察室のひとつでは、尾崎の妻で医師の照代が、アレルギーなどを記した問診表をチェックしている。かかりつけ医なので、アレルギー体質はほとんど把握しているが念を入れる。問題がなければ、これにワクチンの製造ロッド番号と1回目の接種か、2回目の接種かのシールを張り付け、診療所番号を書き入れて診察室に持って行く。

接種をするのは尾崎と、ふだんは別の病院に勤務している息子の妻である医師ふたりだ。名前を呼ばれて、診察室に入ると、尾崎が声をかける。

尾崎「どう？　調子は」

男性「体調はまあまあ。先生のほうこそ、テレビなんかで忙しそう」

尾崎「まあ、暇じゃないけどね」

尾崎のクリニックを、かかりつけ医にしている患者がほとんどだから、お互いによく知っている。「腕の力を抜いてね」。そう言って肩の骨から指3本分くらいの位置を消毒して、注射針を刺していく。その間、わずか1～2分ほどだ。

「次の、〇〇さんは車椅子だから」と注射器を持って、診察室を出ていく。廊下にいた車いすの男性の元へ行って。その場で打つ。

予約は1時間で60人分を受け付けた。午前9時からスタートして、4時間余りで計240人を2人の医師で打つから、ひとり120人の計算になる。

尾崎のクリニックのある自治体では、80歳以上、72～79歳、64～71歳の3グループに分けて接種券を配布している。6月に2回目の接種を受ける人と、1回目を受ける人が重なるから、こうやって集中的に打つ日を設けないと数がさばけない。平日は50～60人ほどにワクチンを打つが、休診日に当たる木曜日を利用して、一気に接種を進める。

接種を終えた人は待合室で15分、待機する。職員4人、看護師4人、医師3人の総がかりで休診日返上で臨んでいる。

個別接種のルーティーンは、これで終わりではない。接種した人の情報を、行政とつながるワクチン接種記録システム（VRS）の端末に入力しなければならない。慣れてくれば1人につき数分ですむが、人数が多いとちょっとした手間だ。

この接種風景の取材を電話で申し込んだのは、1週間ほど前だった。承諾の返事のあと、軽く笑いながら、こう言った。

「もう、意地になって接種をしているよ」

尾崎が「意地」と表現したのには、わけがある。私が月刊「文藝春秋」に、開業医によるワクチンの個別接種を批判する記事を書いたのを知っているからだ。「個別接種」とは、大会場などの集団接種ではなく、診療所での接種を指している。

「政府の迷走、医師会のゴリ押し　急浮上した『個別接種』で『現場』は混乱している」

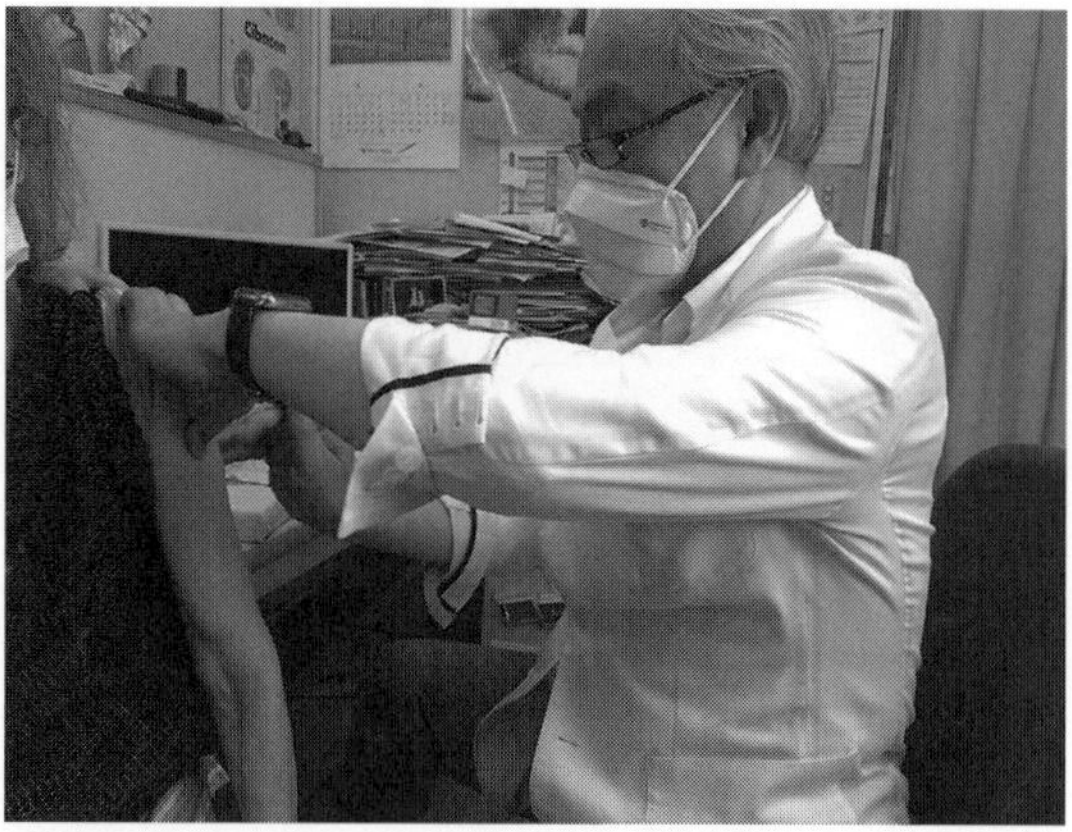
休診日に２４０人分のワクチン接種をする尾﨑＝おざきクリニックで

私が書いた記事を簡単に説明すれば、大規模接種会場に医療従事者を集中させたほうが個別接種よりも効率的で、短時間に接種者を増やせるし、ワクチンの無駄も少なくてすむはず。にもかかわらず日医会長である中川が強引に個別接種を進めてしまったために、いろんな弊害が生まれているという記事だ。

中川を批判した記事なのだが、尾﨑も高齢者に限っては個別接種に賛成だ。高齢者はかかりつけ医を持つ人がほとんどだから、アレルギー体質などを把握しているので問診で手間取ることはない。わざわざ遠くの集団接種会場に出かけるより、通い慣れた近所の診療所での個別接種を進めるべきだというのが尾﨑の考え方だ。

だから、私の記事で「医師会のゴリ押し」と批判されながらも「意地の接種」と軽口をたたいたのは、私に対する精いっぱいの嫌味なのだ。「読んだぞ」と伝える尾﨑流のメッセージでもある。

ワクチンの個別接種は、診療所に対する利益誘導ではないかと話題になったのは、接種にかかる費用の財政支援が決まってからだ。

5月25日にワクチンを接種する診療所への交付金額が公表された。週に100回以上を接種する診療所には、基本的な接種料である2070円に加えて1回ごとに2000円、週150回以上だと3000円が加算される。これに日に50回を達成できれば10万円が足される。週に150回以上の接種を続け、50回以上接種する日を週に1回設けたとすると、合計は最低でも週に100万円を超える。これに都の財政支援が加わると、受診控えで収入の激減に見舞われた診療所にとっては息を吹き返すほどの加算額ではある。集団接種会場に赴いた場合の医師の時給は7550円だから、診療所への支援金の額は破格と言える。

もっとも開業医はワクチン接種のために看護師や事務員を増やしたり、休診日出勤のための人件費もかさんだりするから、まるまる儲けになるわけではない。

医師会は個別接種を進めると同時に、政府に財政的支援をかけ合った。尾﨑も小池に、都としての財政支援の要望を伝えている。これに対して小池は、「赤ひげ先生はいないの？」と尋ねたという。この窮状にボランティアでワクチンを打ってくれる医師はいないのかという皮肉だ。

尾﨑は、こう答えた。

「赤ひげ先生はいませんねえ。そんな医者はすでにワクチンを打ちますよって、手を挙げていますから。それを増やすには、やはりお金を出さないと無理でしょう」

患者の受診控えで苦境にある開業医を預かる医師会が、財政的支援を求めるのは仕方ないことではある。千葉県・船橋市の担当者は、こういった加算が公表された後に個別接種の回数が2・5倍に増えたと打ち明ける。財政支援のインセンティブは大きかったことがわかる。

そしてもうひとつ、メディアではあまり取り上げられなかった問題がある。ワクチン接種者を報告するワクチン接種記録システム（ＶＲＳ）への登録作業が滞ったことだ。地域の医師会の姿勢が大きく問われた。

21年7月に入って、ワクチンが予定の輸入量に達しなかったため、余っているはずの自治体への供給が止められそうになったのだ。

６日、厚労相会見で田村憲久は、こう説明した。

「6月末までに９０００万回分（のワクチンが）が市中に供給されている。（すでに接種された）回数は５０００万回ぐらいだから、市中に４０００万回分あり、ミスマッチが起こっている」

すでに自治体に供給されているワクチンのうち、４０００万回分はＶＲＳに入力されていないから、現場で余っているはず。これを融通し合えばワクチンは不足しないというのだ。

つまり４０００万回分のワクチンが、どこかに消えてしまったことになる。

自治体にとって供給がストップすれば、はしごを外されたことになる。当然、全国の自治体からは反発の声が上がった。

「ＶＲＳに入力されていないワクチンは、２回目の接種のために保管しているもので、余っているわけではない」

在庫を活用すれば足りるとする国の言い分と、在庫はないとする自治体の主張との間には、大きな隔たりがある。なぜ、こういった「ミスマッチ」が起きたのか。

個別接種を担った開業医の入力が大幅に遅れた地域があったからだ。

例えば関西のある市の場合、市が個別接種を担う開業医にVRSに入力するためのタブレット端末を配布する予定だった。だが医師会から難色を示されたというのだ。タブレットを受け取ったのは全体の1割程度の開業医で、残りは自治体が入力を代行するしかなくなった。それでなくても多忙を極める自治体に入力を押し付けたことになる。このため一時は、40万回分もの接種数が未入力になってしまった。

国と自治体の「ミスマッチ」は、個別接種を担った地域の医師会に原因があったことになる。そのあおりを受けて供給量が減らされれば、住民が迷惑を被る。それでなくても多忙な自治体に入力を押し付けておきながら、一方では多額の接種料を見込む医師会の独善ぶりにはあきれる。

尾﨑の名誉のために付け加えると、都医の場合はVRSへの入力は開業医が行うよう会員に通知していたという。

「ぼくの場合は、診療を終えてから医師会の仕事に出かけるから、入力は深夜になるんだよ。接種数にもよるが、30分から1時間くらいかかることもある。入力は面倒だけど、それだけの報酬をもらっているわけだし、やるのが当たり前のことだ。自治体に入力をお願いするのは筋違い」

7月21日の日医会見で、中川にVRSの未入力問題について尋ねてみると、こう答えた。

「ああいうシステムに慣れた方は問題ないと認識しているが、そうでない先生方にとっては忙しく自治体によってはだいぶあれですが、その日に入力しないでためると大変な労力が何倍もかかるという悪循環ということです。（政府においては）VRSで入力した接種数だけを機械的に供給数と比較して、その差が在庫だというのではなく、性善説に基づいてワクチンを供給してほしい」

中川は「自治体によってはだいぶあれですが」と問題の焦点をはぐらかす。

接種は医師の仕事だが、VRSへの入力は行政に丸投げする旧態依然とした医師会の尊大な振る舞いは、パンデミックという新しい脅威にまったく対応できていないことを示している。

首相が号令をかけた「7月末までに高齢者接種の完了」や「1日100万回接種」を達成できた一因に、日医の個別接種があったのは間違いない。中川も会見で「（個別接種は）ワクチン推進の原動力になった」と自信満々だ。だが、もし日医が全面的に協力する集団接種が実現していたとしたら、東京五輪（7月23日～8月8日）前に感染を沈静化させて、有観客で開催できた可能性だってあったはずだ。

五輪と野戦病院

第４波（ピークは21年5月8日・１１２６人）
第５波（ピークは同年8月13日・５９０８人）

◆せめて無観客での開催を

第3波が下火に向かい、2回目の緊急事態宣言が2度の延長を経て解除されたのは21年3月22日だ。しかし、すぐに第4波が訪れる。4月20日には、都の週平均陽性者数が600人を超え、さらに増える見込みだ。25日から3度目の緊急事態宣言が1都3府県に発出された。第3波の時のような急激な増え方ではなかった。だが、宣言を余儀なくされた背景には7月23日に開会式を迎える東京五輪があった。

都医会長である尾﨑には、五輪の課題が重くのしかかっていた。都医は「ラスト・マイル」と呼ばれる、最寄りの駅から会場までの間に設けられる救護所を担当することになっていた。医師と看護師、事務職がチームを組んで、テントやプレハブの救護所で急病人を診る。競技場の外だから、けが人は少ないだろう。だが、どんな患者が駆け込んでくるかわからない。熱中症かコロナ感染か、見分けがつかないから気を遣う。この暑い時期にずっと防護服を身につけているわけにもいかない。この救護所は全部合わせれば、数十ヵ所に及ぶことになる。

前年の20年10月13日の会見で、翌年の五輪開催について問われた尾﨑は、「医療機関は疲弊し、経営状況も悪いところが増えている。大会に協力できるか、正直なところ難しい」と疑問を口にしていた。まだ9ヵ月も先の開催ではあるが、尾﨑はコロナ禍の救護所への医師派遣に釘を刺しておきたかった。

この尾崎の言葉がメディアに取り上げられると、案の定、知事の小池から電話がかかってきた。

小池「(五輪に) 協力しないって言ったんだって?」

尾崎「エッヘッへ。そんな風には言ってませんよ。従来の形でやるのは難しいかもしれません、という言い方ならしましたけど」

小池「メディアは揚げ足を取ってくるんだから、発言に気を付けてちょうだい」

小池の声は笑ってはいたが、尾崎は逆に釘を刺された格好だ。

尾崎自身、スポーツ好きだから、選手の気持ちは痛いほどわかる。彼らの頑張りが報われる機会を奪ってしまうのは辛い。だが、コロナがどうなるのか先行きは不透明だ。スペインかぜは収束するのに3年かかっている。今回のパンデミックは医療が進歩しているといっても、丸2年はかかるだろうというのが尾崎の見立てだ。日本で抑え込めたとしても、収束できていない国からの選手をどうやって招くのか。真夏の暑い最中、熱中症の危険もあるなかでコロナも警戒しなければならないラスト・マイルの悲惨さは、尾崎には想像がつかなかった。

年が明けてワクチン接種が現実化すると、少し考えが変わってきた。ワクチンと検査で乗り切ることができるかもしれない。だが、選手は管理できても、観客を入れるとなると感染者が急増する可能性だってある。それに従来通りの開催となれば、浮かれたムードに流されて感染防止策が緩んでしまうことも心配だ。せめて無観客での開催を摸索してほしい。そう尾崎は考えていた。

21年4月になって再び感染が拡大してきた。第4波の到来だ。それでも有観客にこだわっている政府の姿勢が漏れ聞こえてくる。官邸からは相変らず、なんのメッセージも発せられない。尾崎の心中は穏やかではなかった。

「ギリギリに無観客で開催できるか、できないか。その瀬戸際だよ。絶対に五輪を開催したいからロックダウンに近い形をとるなら、まだ話はわかるが、国はなにもしないじゃない。なのに観客を入れるって、なにを考えているんだか」

ちょうどこのころだ。ニューヨークタイムズ電子版に4月12日付で、東京五輪の中止を促す「オリンピックを再考すべき時がきた」とのコラムが掲載された。世界的に権威のある英医学誌「ブリティッシュ・メディカル・ジャーナル」にも4月14日、「再考すべき」との論考が掲載されるなど、世界中の目が五輪に向けられていた。

尾崎は、20日に表敬訪問にきた東京五輪組織委員会会長の橋本聖子に、こうアドバイスをした。

「五輪を本当にやりたいのであれば、東京の1日の感染者数を100人以下に抑えないと無理だと思う。五輪のスポンサーであるコカ・コーラとかトヨタなどのステークホルダーに号令をかけて、『五輪を開催するために』と国民に一斉自粛を呼びかけるCMを制作させるくらいのことを考えてはどうだろう。無観客でさえ難しいのに、観客を入れたいんだったら、もっと真剣にやらないと無理なんじゃないか」

橋本は真剣な様子で聞いていたが、「先生の言う無観客は、みんな嫌がってるんです」と、否定的だ。その後も橋本とはメールでやりとりを続けている。組織委員会として無観客は避けたいが、最終的には選択肢のひとつとに「無観客」を加えることになったようだ。

大会が近づいてくると、小池とのやりとりも多くなってくる。小池は一貫して、通常の形での開催を目指しているように感じられた。尾崎の感覚とは隔たりがある。尾崎が5月中旬に週刊誌のインタビューで、「開催は難しい」と発言すると、それが海外の新聞に引用されたようだ。その直後の5月18日午前、小池から電話がかかってきた。クリニックでワクチン接種をしていて出られなかった尾崎が午後にかけ直すと、小池は不機嫌だった。

「尾崎会長が開催は難しいなんて言うから、ワシントン・ポスト紙にも引用されているの。あなたはね、影響力があるから、みんなそう受け止めてしまう。もっと自覚してくれないと困ります。IOCのなかにも開催を危ぶむ人が出てきて、私としては非常に困る」

尾崎も反論した。

「だったら、1日の感染者数をどこまで下げるとか、こういう形で五輪をやるんだと言ってください よ。国も都も組織委員会も。だれもそういうことを言ってくれない。だからぼくは叫んでるんだから。なにも五輪に反対しているわけじゃない」

そして5月20日、都のモニタリング会議に出席する都医副会長の猪口に、小池への伝言を託した。

「五輪を開催できないとは、もう言わないようにする。でも、それだったら、ちゃんと五輪ができる感染状態に持っていくような明確なものを出してもらわないと協力できませんから」

猪口がどう伝えたかはわからない。猪口からの報告では、それを聞いた小池は、「そんなことはわかってる！　とにかく、開催するのよ」と答えたようだ。目に悔し涙をためるほどの剣幕だったので、猪口も気圧されてそれ以上はなにも言えなかったという。

その日の夕方に、尾崎は小池にメールを送っている。

「知事の並々ならぬ決意は猪口から聞きました。実現のためのバックアップはさせていただきたいものの、大前提として6月で感染者を抑え、7月、8月のリバウンドを抑えなければなりません。オリパラ企業に強く働きかけ、リモートワーク7割の徹底を実現できないものでしょうか。飲食店に対する要望はもう無理でしょう」

だが、小池からの返信はなかった。

政治家としての計算をもとに行動する小池と、直言居士で思ったことを口にする尾崎とは水と油。うまくいくはずはないと思っていた私だが、尾崎に聞くとそうでもないらしい。ふたりの関係がうまくいっているときは、毎日のように連絡がくるが、意見が食い違うときは疎遠になる。だが、それも長い期間は続かない。このときも都と都医が集まる会議で、小池は尾崎の顔を見つけるや近づいてきて、周囲の人にかまわずに「早くワインなんか飲みに行きたいわよね」とおどけてくる。尾崎は、小池の政治家としての力量も、知事という仕事にかける熱意も評価している。だが、それ以上にウマが合うのだと尾崎は言う。

きっと小池は五輪を前に、相当な重圧を感じているに違いない。だが、五輪とコロナに限って言えば、尾崎は政府や都には大いに不満を抱いていた。五輪を開催するために、強い行動制限を呼びかけるという気概を感じられなかったからだ。おそらく小池は、五輪開催に反対する声が大きくなるにつれて、いま都民に自粛を呼びかければ、かえって無用な反発を招きかねないと懸念していたのではないか。だから、かつてのような強いメッセージが出せないでいる。そう尾崎は感じていた。

小池にメールを送ったのと同じ5月20日、厚労省の記者クラブが尾崎を招いて会見を開いた。私は記者クラブ員ではないので出席できなかったが、尾崎はここで「ステイホーム・オリンピック」を提案している。

当時は、代々木公園などでのパブリックビューイングが話題となっていた。尾崎は、「パブリックビューイングなんか全部やめて、五輪中は家に閉じこもって、ひたすら競技をテレビで観よう。つまりステイホーム・オリンピックにしようというキャンペーンを張って、そうすれば期間中はテレビ観戦で人流がガタンと減る。緊急事態宣言と同じくらいの効果があるはず」と話したという。

第4波はなんとか乗り切り宣言も解除されたものの、感染者数は下げ止まりをみせていた。

東京では6月21日から、「まん延防止等重点措置」が適用されていた。だが、感染状況は改善の兆しをみせないまま7月17日には、週平均感染者数が1000人を超えた。第5波に入ったようだ。政府は7月8日、4回目の緊急事態宣言に追い込まれたことを受けて、この日、五輪の無観客での開催を決めた。「五輪はコロナに打ち勝った証しとして成功させる」との当初の目論見は、もろくも潰《つい》えた。

インドで初めて特定することができた変異型のインド株（後にデルタ株）は猛威を振るい、感染拡大を抑えることができない。

まだ五輪期間中の7月28日、都内の感染者数は3000人を超えた。8月に入っても、その勢いは増すばかりだ。8月3日、尾崎はＦＢに五輪期間中に政府や都がなんの対応もしないことをやり玉に挙げた。今回はアイボが撮った自身の写真付きだ。両手を祈るように合わせている。

患者激増を憂う医師からのお願い
新型コロナ感染症の全国的激増にあたって、国や都は何をしているのでしょう。
国民や都民と一緒に、ステイホームオリンピックを楽しんでいるのでしょうか。
解決策は、「入院患者を減らし自宅療養で診ろ」ですか。
さらなる医療逼迫状態に、これ以上追い込まないよう、感染予防の具体策を提示してくださ

い。

緊急事態宣言や蔓延防止の延長や拡大を決めただけで、その後は、なんら新たな具体策を示していません。

知恵がなければ、国会、都議会を招集して、皆の知恵を出し合いながらこの国難を乗り切ろうとなぜしないのでしょう。

ステイホームは、あなた方自身がやることではありません。

不要不急の仕事はあなた方にはないはずです。

今こそ、政府、都、政党、議会が全力をあげてこの国難に立ち向かうべきです。

政治はなんのためにあるのですか。

医療者だけに押し付けるのはあまりに酷です。

皆、患者さんを救いたいのに…。


政治家に対して「あなた方」とは無遠慮だが、その矛先を都にも向け、無策をなじっている。

日本人選手のメダルラッシュに沸く五輪だが、日本は第5波の真っ盛りだ。

◆あふれる自宅療養「もう限界です！」

五輪の無観客での開催を決めた7月8日の首相会見で、菅は、「感染状況には従来とは異なる明らかな変化が見られている」と説明した。高齢者へのワクチン接種が50％を超えるなかで、高齢者の感染割合も、重症者の病床使用率も低く抑えられていることを強調した。「1日に100万人のワクチン接種」を掲げて突き進んだ菅の功績をことさら強調するかのような言い分だ。「再度、東京を起点とする感染拡大を起こすことは絶対に避けなければならない」と断りつつも、事態を楽観視していることは口ぶりからも伺える。

それに異を唱えたのは、感染症対策分科会座長の尾身茂だった。21日に記者団に語った言葉が、朝日新聞デジタル（7月21日付）で紹介されている。

「ワクチンがあるので、高齢者の重症者数が少ないということが強調されているが、日本の場合、入院の患者さんはどんどん増えている」「人流がなかなか落ちません。重症者が少ないからというイメージがあるので」

ワクチン接種は進んでいるものの、感染者の絶対数が以前よりも増えれば、重症者の数もそれに応じて増えてくる。首相のスピーチが〝安心〟というイメージを広めて、かえって人流が減らない弊害を生んでいることに警鐘を鳴らしたのだ。かつてGoToトラベルで、都合の良い数字を挙げて事業を継続させようとしたのも菅だった。全体状況を鑑みないで、事実の一片だけを取り上げて強引に押し通そうとするのは菅の専売特許だ。

確かにワクチンの効果はあるだろう。だが、その1点だけをとらえて専門家でもない国のトップが、根拠も示さず楽観論を振りかざすのは、いかにも危うい。目に見えないウイルス相手に素人判断すれば、最善の対策は望むべくもない。そういった官邸の姿勢を、尾身は婉曲に指摘したことになる。

尾崎も、7月23日のFBで、こういった首相の姿勢について苦言を呈している。

「今の感染者急増は、高齢者のワクチン接種が進んで高齢者の感染が減って、重症者・死亡者が増えないから、そんなに心配しなくて良い。」

菅首相の言っていることは本当か？

既に40代、50代の入院患者さんの中で、中等症のうちSPO2（血中酸素飽和度）が下がっている人が問題になっていますが、これらの方が重症化した場合、皆年代的に家族を支える重要な方たちなので、医療現場も人工呼吸器やエクモを使って全力で治療にあたることになるだろう。

本当に重症化する方、死亡する方が今後増えないのかどうかは、極めて慎重に見守っていく必要があるのではないか？

感染者が増えても大丈夫ではなく、従来株ではない得体のしれないインド株（デルタ株）の急増を新たなウィルスの到来と真摯に捉え、国民に真剣に自粛するよう働きかける事が、今政府に求められているのではないか。

国民に変な安心感を与えるメッセージを出し続ける事は、もうやめるべきだと思う。

首相や官邸から有効なメッセージが発せられないリスクコミュニケーション不足も問題だが、根拠のないメッセージを送って国民の気の緩みにつながっているとしたら事態は深刻だ。尾崎はやりきれない気持ちになっていた。

そして、その首相の楽観論は、見事に覆されていく。7月31日には初めて東京の1日の感染者数が4000人台に達し、これまでにない勢いで感染が広がっていく。さらに、8月13日には5908人と過去最高を更新した。デルタ株の感染性も病原性も、これまでのウイルス株より強いようだ。

尾崎の言う通り、医療の現場は緊張に包まれていった。8月5日に開かれた都のモニタリング会議は、これまでにない強い表現で、危機を訴えた。

「これまで経験したことのない爆発的な感染拡大が進行している」

その裏でさらに切実な問題が待ち構えていた。自宅療養と宿泊療養、あるいは病院に入院するために調整中の患者の急増だった。

都医が緊急会見を開いた8月13日時点では、この自宅療養と入院待機中の感染者が合わせて3万2000人に達していた。こういった感染者が安心して自宅療養を続けられるシステムづくりが急務だった。

尾崎には、自宅療養者のフォローは医師会、つまりは開業医の責任だという自覚がある。テレビ出演で知り合った菊池亮が率いる往診専門の「ファストドクター」との協力関係を築いていたのもそのためだ。開業医だけでは十分にカバーできない自宅療養患者のフォローを、補完してもらっている。これに加えて、在宅専門で診療している「悠翔会」（医療法人社団）の理事長である佐々木淳、さらには訪問介護の看護師らとフォローシステムをつくった。

本来は自宅療養者に連絡を取って健康観察するのは保健所の業務になる。だが、感染者の急増で自宅にいる陽性判明者への連絡が、3日〜1週間もかかるようになっていた。コロナでも診察が可能な診療所として、約3500ヵ所の開業医が診療・検査医療機関として登録していた。こうした仕組みで診た患者は、第4波が収束する前の6月は40〜50人だったが、最近はその倍以上に膨らんでいる。それだけ自宅にいて容態が悪化した患者が多いということだ。

それに伴って救急車を呼ぶ患者も急増している。だが、受け入れ病院がなかなか見つからない。救急隊が5つ以上の病院から搬送を断られたり、30分以上も搬送先が決まらなかったりする搬送困難事案は、8月中旬になって、都内で1日に100〜185件にのぼっている。ふだんの倍以上だ。病院に入院することなく亡くなった自宅療養者は、8月15日時点で判明しているだけで4人いるというが、実際にはもっと多いだろう。そういった数も把握できない混乱の最中にあると認識したほうがよさそうだ。

都のモニタリング会議の総括コメントでは、さらなる危機感を露わにしている。

「災害レベルで感染が猛威を振るう非常事態である」

ちょうどお盆のころ、尾崎には自宅療養者の診療を続けている医師から、続々と情報が入ってきていた。ＳＰＯ2が90を割る患者が何人も出ているという。93を切れば中等症Ⅱで重症の一歩手前の危険水域なのに、90以下とは尋常ではない。在宅で応急的な酸素吸入の処置を始めていた。都医が都から預かっていた持ち運び可能な酸素濃縮装置５００台は、こういった患者に使われるが、お盆前には在庫がゼロになってしまった。新たな濃縮装置を手配するのに何時間もかかる。

まだ治療薬が少ない時期だ。ステロイドを経口で投与するのはいいが、投与後の副反応の有無を確認しなければならない。症状は刻々と変化するからだ。容態が急変すれば、入院先を保健所に探してもらわねばならない。だが、なかなか見つからない。入院させないと命が危うい患者を病院につなぐことができない在宅医のストレスは相当なものだ。

在宅医が1日に回れる患者は5~6人くらいが限度だという。3万人を超える自宅療養者のうち無症状の人を除いても、とてもフォローできる数ではない。

尾崎は、ある在宅医の悲鳴に似た声が、耳から離れない。

「本当に辛い。もう限界です！」

◆「いまこそ野戦病院を！」

お盆前のことだ。尾崎は自宅療養を担ってくれている開業医や在宅医の声に押され、決断した。

〝野戦病院〟の設置だ。

「開業医も在宅医も訪問診療医も、患者を救うことができたという実感があるから、どんなに辛くても頑張れる。なのに彼らは、絶望感に打ちのめされているんだ。この問題を解決するには、感染者を1ヵ所に集めるしかない。そうすれば、30人でも50人でも診られるわけ。四六時中見守れるから、急変しても対処できる。患者も見守られているという安心感がある」

尾崎の脳裏に、酸素を求めてうめく患者の姿や、悔しそうな在宅医の表情が浮かんでくる。

「ベッドがないなら、野戦病院をつくるしかない！」

どんなにピンチに陥っても鷹揚なポーズを崩さない男が、思い詰めたようにつぶやいた。

「自宅療養者の死は、医療の敗北だよ。ひとりでも死なせるわけにはいかないんだ」

尾崎は在宅医らの悲痛な叫びに突き動かされるように、FBに短い文章をアップした。

8月15日、終戦の日の深夜だった。

悲惨な状況を見聞きして、野戦病院を作らなければ乗り切れない、その想いに至りました。関係各所には伝えましたが、明日のモーニングショーでも訴えます。

いつもは長文の投稿の多い尾崎だが、珍しく短文だ。呼びかけ調でもない。尾崎本人の決意表明だ。

〝野戦病院〟とは仰々しく、語弊があることは尾崎も承知している。だが、そう表現しなければ、ことの緊急性や施設の規模感が伝わらない。多くの感染者を収容できて、患者の様子を広く見渡せる仕切りのない大型施設でなければ、この未曾有の〝災害〟は乗り切れない。そんな切羽詰まった思いが込められている。呼び方はともかく、尾崎は真剣だった。

いまのように各病院のコロナ病床を3〜5床ずつ増やしても、すぐに足りなくなるのは目に見えている。体育館でも宴会場でも臨時のプレハブ施設でもいい。感染者の病状を見渡せれば、少ないスタッフですむ。救急隊もとりあえず患者をそこに搬送すれば、その場でトリアージもできるし、次の治療ステップにつなげられる。

そういえば中国では感染拡大の初期に、武漢で1000床規模の臨時病院を約10日の工期で2棟も完成させている。

尾崎は、できれば2種類の野戦病院が必要だと考えていた。ひとつは、点滴による抗体カクテル療法が可能な施設だ。ふたつの中和抗体を組み合わせて点滴する「ロナプリーブ」が、7月に特例承認されている。少なくともデルタ株への有効性は確認されている。発症から7日以内の感染者で、酸素療法の必要がない中等症や軽症者に投与すると、重症化を70％軽減できる。この抗体カクテル療法は投与から24時間は経過観察が必要なので入院患者に限定されていたが、宿泊療養者にも投与できるようになった（自宅療養者にも認められたのは9月17日）。同時にステロイド薬の「デキサメタゾン」などを使った治療もできる。

もうひとつの施設は、酸素療法が必要な中等症以上の感染者のための施設だ。酸素を送る配管があればベストだが、当面は酸素濃縮器でも止むを得ない。少なくとも感染者の不安は解消できる。

8月16日のテレビ朝日系「羽鳥慎一モーニングショー」に出演した尾﨑は、FBで予告した通りに構想を訴えた。

「野戦病院みたいな治療ができる機能をもち、医療者がきちんと見守るようなものを作らなければ、ぼくは意味がないと思う」

コメンテーターの石原良純が、そういった施設をつくるのに何週間かかるかわからない。酸素を配って自宅で治療するなど、「いまできることはないのか」と突っ込むと、尾﨑は少し声を荒げて反論する。

「在宅の先生方は何軒も回るわけですよ。カクテル療法でずっと張り付いてやったら、他の患者を診れなくなる。みんな全力で頑張っていて、いまみたいな状態になっている」

尾﨑は「全力で」の部分で声を張り上げ訴えた。

その日の午後、すぐに反応があった。在宅医や往診専門医らからの連絡が相次いだ。

「よく言ってくれました。涙が出るほどうれしかった。野戦病院とかが1週間後にできるのは無理かもしれないが、1ヵ月後にでも実現する見通しがあれば、地獄のような現状でも頑張って耐えられる」

尾崎は〝野戦病院〟の構想を日医にも伝えている。会長の中川俊男は副会長の今村聡に経団連との交渉を任せた。臨時医療施設として使えそうな企業の施設のリストアップを進めた。厚労相の田村憲久にも打診したらしく、8月20日の閣議後会見で、田村は臨時医療施設に前向きな発言をしている。

「全国的に、必要な自治体では臨時の医療施設を確保することも検討してもらわなければならない」

あちこちに根回しをしながら窮状を打開すべく訴え続けた尾崎だが、1000床規模の臨時施設はなかなか実現しそうにない。

◆民主党政権よりも「悪夢」だよ

実は、09年の新型インフルエンザを契機につくられた、来るべきパンデミックに備えた「行動指針」や「ガイドライン」には、この「臨時医療施設」が重要なキーワードとして盛り込まれている。

17年に改訂されている「新型インフルエンザ等対策政府行動計画」では、収容できない感染者のために都道府県が「臨時の医療施設を設置し医療を提供する」と定めている。この行動計画に基づく「対策ガイドライン」では、さらに具体的な臨時医療施設の例を挙げている。

・既存の医療機関の敷地外などに設置したテントやプレハブ。
・体育館や公民館などの公共施設。
・ホテルや宿泊ロッジなどの宿泊施設。

ガイドラインには、「医療従事者の確保や、医療設備面等から高度な医療の提供は困難であることから、（中略）可能な限り臨時の医療施設を設置しなければならないような状況を回避できるよう」と、あくまで最終手段であることを示している。

行動計画にもガイドラインにも、この「臨時医療施設」以外の具体的な病床確保策はひとつも記されていない。つまり、医療体制を超える感染拡大が起きたときは、この臨時医療施設に頼るしかないわけだ。にもかかわらず、政府は尾﨑が指摘するまで、真剣に議論した形跡はない。

尾﨑はコロナ禍の初期から、一貫して感染者の流れを集中させる専門病院の必要性を唱えてきた。都立・公社病院に専門病院化を迫るなど、大規模病床の必要性を訴えたのも趣旨は同じだ。

1年近く前の20年10月に開かれた都医の会見では、尾﨑の意を受けた副会長の猪口が、米軍の病院船を例に挙げて大規模病床構想を説明している。病院船に倣って1000床単位の施設を整備すれば、災害対策にもなるし、空いているときは医療従事者の感染症研修の拠点機能を担えばいいと提案している。

都立・公社病院の病床は、その後増え続け1000床ほどをコロナに充てていた。近い将来、さらに増やすという。だが尾﨑の目指す専門病院も〝野戦病院〟も実現していない。

尾崎が羽鳥慎一モーニングショーに出演した2日後の8月18日、尾崎は都の福祉保健部局と、オンラインで会合をもった。渋谷区にある都民の城に酸素ステーション130床を置くなど計3ヵ所の酸素ステーションを設けるという。入院調整中の中等症患者を主な対象とした酸素ステーションを都立・公社病院2ヵ所に、それぞれ40床ずつ置く。抗体カクテル療法についても、都立・公社病院内で実施する予定だという。

確かに一歩前進だ。だが、尾崎は不満だった。この時期、日に5000人もの感染者が新たに報告されていた。感染者のうち25%が入院治療を必要とする都医の試算からすれば、連日、1000人以上が要入院ということになる。だとすると、この程度ではとても足りない。だが、都側は最後まで大規模な野戦病院の開設には、首を縦に振らなかった。

都が〝野戦病院〟を渋る最大の理由は、スタッフの不足だ。臨時施設をつくっても、それを診る医師や看護師を確保する目途が立たなければ機能しない。

野戦病院構想が行き詰まりの様相をみせていたお盆明けの8月18日の夜、電話の向こうの尾崎の声は沈んでいた。つい3日前にはFBで意気込みを語っていた尾崎からは、張り詰めた緊張感は失せ、諦めを含んだ徒労感だけがにじみ出ていた。

「国も都も、やる気がないんだからムリだね。かつて安倍(晋三首相)さんは民主党政権を『悪夢』と言ったけど、いまの状態こそ悪夢だよ。震災の時に被災現場を見ないで対策を立てているようなものだ。130床の酸素ステーションとか、ちまちまやっている場合じゃないだろう。病院への協力要請で80床を確保したと都は胸を張るんだけど、80床じゃ話にならないでしょ。集める場所さえ確保してくれれば、人材はぼくらが集めるって言っているのに」

8月23日、知事の小池から、尾﨑の携帯電話に連絡があった。自分の診療所でワクチン接種をしていた正午すぎだった。

「これから田村大臣と医療機関への協力要請の話し合いに行くが、都医も協力してちょうだい」

尾﨑は、少々荒っぽい言葉で言い返した。

「協力してくれと言うばかりで、こちらの要望も聞いてほしい。野戦病院をつくらないと限界ですよ。建物さえ用意してくれれば、人材はこちらでなんとかするから」

そう言って、具体的な候補地として、調布市の「味の素スタジアム」と、それに隣接する「武蔵野の森総合スポーツプラザ」を挙げた。

キレ気味の尾﨑の口調に、小池も負けていない。

「場所はあなたに言われることではなく、私たちが決めること」

険悪な状態のまま電話は切れた。

その直後に小池と田村は面会し、夕方にふたりはそろって会見に臨んだ。医療機関が病床確保要請に応じない場合は、病院名を公表するという強硬策だ。〝野戦病院〟については、ひと言も触れられなかった。

このころ都医と都の間には、相互に不信感が芽生えていた。

小池が大規模施設の設置を躊躇《ちゅうちょ》したのには、伏線がある。パンデミック初期の20年春、全国に先駆けて設けたホテルを借り切っての宿泊療養だが、都医が派遣した医師は次々と脱落して、もっぱら勤務医が交代で詰めるようになってしまった。開業医を派遣するとなれば、診療所を休診にしなければならない。せっかく派遣されても、「宿泊療養者はほとんどいない」と開業医からクレームが出たからだ。

東京五輪のときも同じことが起きた。会場外のラスト・マイルの救護を担当することになっていた都医だが、そのころはワクチン接種や発熱外来で手いっぱいになっていた。そんな時期にコロナと熱中症の両方を診る救護所を担うことに、尾崎は難色を示していた。結局は無観客で開催されたため、開業医の出番はなくなったとはいえ、都に「医師会は当てにできない」との不信感が芽生えたとしても不思議ではない。医師会にもそれなりの言い分はあるが、お互いの溝は簡単には埋まるものではなかった。

こういった都医の姿勢に対して、メディアの批判もヒートアップしていた。

9月16日にアップされた光文社の写真サイト「Smart FLASH」に、医師会の非協力的な対応を揶揄する記事が掲載された。

「尾崎治夫・東京都医師会会長『なぜコロナ患者受け入れない?』批判に本人が反論!」

野戦病院の構想を訴える尾崎が、都が設置した酸素ステーションなどの臨時医療施設に、開業医をほとんど派遣しないのではないかとの指摘だ。この記事中に「政府関係者」の談話が匿名で出てくる。

「尾崎氏は救世主ではありません。小池都知事に『(医師の)人材はなんとかする。建物を造ってくれ』と主張していますが、我々は尾崎氏ら医師会が本当に協力するのか、疑わしいと考えます。いま、野戦病院よりも早期に設置でき、よりきめ細かな治療ができる『酸素・医療提供ステーション』が、築地市場の跡地や『都民の城』(渋谷区)に相次いで開設されています。しかし、都医師会からの開業医の協力はわずかで、現場は大学病院の医師が大半なのです」

ここで言う「尾崎氏は救世主ではありません」とは小意地が悪い。だが、ここに書かれていることは、尾崎の悩みの一端を突いている。

尾崎には、野戦病院のような大型臨時施設さえできれば、都内全域から会員を総動員してでも、往診医・在宅医の協力を得ながら乗り切る覚悟はあった。日医の中川とも相談し、各方面への根回しも進めていた。だが、医師がひとりしかいない診療所にとっては大きな負担になるし、会員からの反発も予想できる。いつまで継続できるかどうかは、正直に言って未知数だったのは確かだ。「FLASH」が書いたように、結局は勤務医が交代で担っていくことになる可能性は決して低くはない。パンデミックが始まって1年半になるが、開業医のなかでは依然として「発熱外来お断り」の貼り紙を掲げているところが少なくない。一方では、ワクチンの個別接種への財政支援で多額の収入が開業医に配られるなど、コロナを避けて利益に走るイメージが先行していたことは否めない。

尾﨑は機会あるごとに、開業医の意識を鼓舞してきた。

1年前ではあるが。20年8月31日に掲載された「ミクス　Ｏｎｌｉｎｅ」のインタビューでも、開業医の覚悟について、こう語っている。

「かかりつけ医は、(コロナ禍で)基本的に自分たちで診るという覚悟が必要だ。オンライン診療を活用して、良い所取りをして他の医療機関に任せるというのでは、かかりつけ医とは言えない。リスクを取る人こそ、医者だ」

これは推測だが、尾﨑のこういった〝覚悟〟にほだされて、コロナ診療に協力した都内の開業医の割合は、他の地域のそれより高いに違いない。それでも尾﨑が打ち立ててきた感染対策の一翼を担うとまでは言えなかった。尾﨑自身は絶対に認めないだろうが、彼の一番の苦悩は、そこにある。

野戦病院の設置を必死に訴えた尾﨑だが、そうこうしているうちに、感染拡大はピークを越えていく。8月末には週平均感染者数が２００人を切ることになる。だが、下がり方は緩やかで、高止まりの傾向が続いた。

◆イベルメクチンをめぐって

尾﨑を語る上で、「イベルメクチン」を省くわけにはいかない。

21年初めのころに遡る。

このころからだ。尾崎がイベルメクチンという薬剤への思いを口にし始めていたのは。ノーベル医学生理学賞を受賞した北里大学特別栄誉教授の大村智が生んだ、線虫などの寄生虫を駆除する動物用の薬だ。後に人間の視力を奪うこともあるオンコセルカ症（河川盲目症）やミクロフィラリアなどアフリカや中南米を中心として使われている熱帯病の特効薬にもなった。20年ほど前からは疥癬にも効果があることがわかり、いまは世界中で使われている。

この薬についてオーストラリアの研究チームが20年4月、新型コロナウイルスの増殖を防ぐことができるとの研究成果を論文で公表し、脚光を浴びることになる。その効果を試す臨床試験が世界中で行われるようになった。

いくつもの研究結果を統合して統計的手法を用いて効果を検証するメタアナリシスでも、20年夏に米国の研究グループが有用性を導き出している。

イベルメクチンを投与するグループと投与しないグループとに分けて比較するランダム化比較試験でも、小規模ではあるが、「全体で70％の改善」「死亡率は75％の改善」（いずれも大村智編著の「イベルメクチン」河出新書）などの結果が相次いだ。

ところがWHOは難色を示した。小規模な臨床試験での効果判定は確実ではない、というのが大きな理由だ。大規模な治験をするには、資金力のある製薬会社が主導する必要がある。だが、製造元の米国メルク社は、試験を進める意思を示さない。

21年2月4日の同社の声明では、これまでの臨床試験では治療効果に科学的根拠がないことや、安全性のデータが欠如していることなどを挙げている。
21年3月21日のデイリー新潮のネットニュースに、メルク社のこうした対応について、大村がコメントしている。

「私が〝イベルメクチンを承認させ、もっと生産していこう〟と持ちかけたとき、メルクは〝やらない〟とはっきり言いました。自分たちが開発しているワクチンが何種類かあって手が回らない、と。その後、2月4日の〝コロナに効くという根拠がない〟という発表を見て、メルクはイベルメクチンが使われては困るという考えだな、と悟りました。人命にかかわる問題以外に、お金にかかわる問題がからんでいるのだろうと。メルクの発表には、大勢の医療関係者がオープンレターを書いて反論してくれたようで、海外でも批判的な記事が出ていると聞きます。本来はメルク自身が治験をし、〝使ってください〟と言うべきですが、それができないのは、自分たちの薬を開発中だからでしょう」

大村の言う「自分たちの薬」というのは、メルク社が当時開発中だった「モルヌピラビル」のことだと思われる。軽症者への治療薬という点ではイベルメクチンと競合する。イベルメクチンの薬価は1回分が671円と安いのに対して、モルヌピラビルについては日本政府が21年11月に160万人分を1350億円で契約している。1人当たり約8万5000円の計算になる。メーカーがどう考えたかの真相はわからないが、イベルメクチンの効果が認められれば、モルヌピラビルの売り上げが伸びなくなるのは確かだ。

このイベルメクチンについて尾崎が初めて触れたのは、21年1月24日のＦＢでのことだ。その2日前の22日、大村本人が尾崎を訪ねてきてくれた。大村の説明を聞いた尾崎は、ＦＢを通じて各方面に働きかけることにした。


良好な治験結果が出ている薬剤は、私の知る限り今のところないと思います。

しかも大村先生が作られたと言っても過言ではない日本発の薬です。

自宅療養などでの有効な治療手段がない現在、私はこのイベルメクチンの使用を早急に検討すべきだと考えています。

有事の際の緊急使用として、医師の裁量権のもとに、使用を認めていただきたいのです。

しかしながら、厚労省は、あくまでも平時と同様の薬事承認のプロセスを崩そうとせず、この薬剤が使える目処が立っていません。

どうか皆さん、一緒に考えてみてください。日本でも日常診療の中で使われている薬で、副作用も少ないとされている薬です。


さらに1ヵ月後の2月25日のＦＢでも触れている。

今後、自宅療養が1万5000人と言うような悪夢が再びきたら。私どもは、自宅療養の患者さんに、パルスオキシメーターを貸与するだけで、指を加えて見守るしかないのか。

国が後押しをしてくれないのなら、覚悟を決めなければ。

もう一度心を強くして、緊急使用の実現に向けて尽力したいと思います。

尾崎は、重い症状にあえぐ感染者があふれていることに心を痛めていた。かかりつけ医であれば感染した自分の患者に責任を持ちたい。だが、武器となる特効薬が少なすぎる。入院できない患者にイベルメクチンを投与できれば、多くの感染者を重症化から救うことができるかもしれない。

そのためには、イベルメクチンが緊急承認されるか、効果を見越して医師の判断で使用するか、いずれの道しかない。尾崎は、「指をくわえて見守る」のではなく、国を動かしてイベルメクチンの使用を認めてもらうしかないと考えていた。

医師の責任において適応外使用することは許されている。ただし、市場にはほとんど出回っていなかったし、副作用があった場合は医師の責任が問われる。緊急的な承認が得られない限り、実際に使うことは、かなり難しそうだ。

こうなったら臨床試験を急ぐしかない。尾崎は、試験を進めている北里研究所（東京都港区）に、医師会として協力することを申し出た。

21年8月10日（放送は8月11日）、尾崎はテレビ番組「FNNプライムオンライン」の座談会の収録に出席した。そこで兵庫県尼崎市でクリニックを開業する、長尾和宏と出会う。長尾は、高齢者への往診を続けながら看取りにも力を入れる「町医者」を標榜する有名な医師だ。著作も多い。ここで長尾はコロナ禍では発熱患者にイベルメクチンを積極的に投与していることを打ち明けた。

「イベルメクチンはオールマイティなんです。（中略）菅総理にお願いしたいのは、ぜひイベルメクチンをひとり4錠ずつね、送ってほしいんですよ。（中略）全国民がイベルメクチン持っといてもらったら、自宅療養者もそれだけで安心です」

実際に使用している長尾の発言は、関係者にとって刺激的だった。

感染症や免疫学の専門家らから一斉に反発の声が上がる。有効性を裏付けるエビデンスが確立しているとは言い難いなかでの「使用宣言」は、EBM（根拠にもとづいた医療）に反するという意見だ。

尾崎は、この長尾の発言を「勇気ある提言だ」と受け止めた。EBMの重要性は尾崎にだってわかる。だが、批判覚悟で公共の電波で表明した長尾の情熱は評価したい。尾崎は批判覚悟で、このテレビ座談会の様子をFBにアップした。

すると、ふだんは尾崎の応援団でもあるフォロワーからも、尾崎のイベルメクチンに対する思い入れを危惧するコメントが相次いだ。

イベルメクチンの有効性を強く示唆していた2つの論文は両方完全な捏造であることが明らかとなり、撤回されています。
それによりイベルメクチンへの期待は海外ではほぼ消え去りました。

尾崎は、反論のコメントを書き込んだ。

こうした意見があることは十分承知しています。
しかしながら効果があると言う論文も、インチキ論文を除いてもたくさん出ています。
効く可能性があり副作用の少ないイベルメクチンを、欧米至上主義とも思われるやり方で否定してしまっていいのかどうか。
ですから治験をしっかり行いながら、このような有事の際は、緊急使用も考えていいのではないかと思っています。

尾崎は8月13日には、アフリカでイベルメクチンを使っている国と、使っていない国のコロナ死者数を比較したグラフをFBにアップした。投与している国の10万人当たりの死者数は2・2人なのに対して、していない国は20・3人と10倍近い差がある。正式な統計処理をしていない生の数字だが、傍証にはなる。グラフに加えて、次のような文章をアップした。

年一回の投与でこのような差が出てくることは、イベルメクチンの作用機序については、色々な側面から解明が必要と考えますし、ますますきちんとした治験を我が国でもやっていく必要があると思った次第です。

これには大阪大学教授の宮坂昌之が釘を刺した。宮坂は免疫学が専門で、コロナに関連する本も著している。尾﨑が信頼を寄せる研究者のひとりだ。

尾﨑先生、こういうデータは重要な事実が含まれていることは確かですが、残念ながら、現時点では相関を示しているだけで、因果関係を示していません。
ですから、臨床試験では手間のかかる二重盲検試験をやるのです。
日本でも二重盲検試験の結果がもうじき出てきますから、それをご覧になってください。

「重要な事実が含まれていることは確か」と断ったうえで、「相関」と「因果関係」を区別して二重盲検試験の結果を待とうとアドバイスした大人な対応だ。埼玉医科大学総合医療センターの岡秀昭医師からも書き込みがあった。テレビでは不勉強な専門家が多いなか、現場に即した冷静で的確なコメントを発している臨床医だ。

少なくとも、国民全体に有効性はあくまで証明されていないとお伝えください。そうでないと医療現場で混乱、誤解を解消する労力が負担です。

イベルメクチン神話に促されて、医師に投与を求める患者が相次いでいることは、尾崎も耳にしていた。ワクチンを接種しない代わりに、イベルメクチンを服用したいと要求する患者も出ていた。岡の指摘に、尾崎も応じた。8月14日付のＦＢだ。

イベルメクチンを希望されている方へのお願い

まずこの薬は、諸外国で効くとされている論文が出ていることは事実ですが、我が国が正式に有効性を認めた薬ではありません。
コロナと向き合って、一生懸命治療している多忙な病院の先生方に、イベルメクチンを出してくれ、処方してくれと言うのは現状では難しいことをご理解ください。

現場の先生方も、疲労困憊の中、頑張っておられます。イベルメクチンが正式に使用が認められるまで、無理なお願いや要求をすることは控えてください。

◆臨床医のプライド

実は、このイベルメクチンについて、尾崎と私は余り話をしていない。

長いこと厚生行政を取材してきた私は、薬害と医薬品の承認審査の歴史を追いかけてきたから、臨床試験や治験の大切さを実感している。

93年には、発売されたばかりの帯状疱疹の特効薬である「ソリブジン」と、フルオロウラシル系の抗がん剤との併用で、短期間に15人が相次いで死亡した事件があった。治験段階の相互作用を軽視したことが原因だった。その後も抗がん剤「イレッサ」の薬害事件で、多くのがん患者の死期を早めた。これも治験段階での間質性肺炎の副作用を軽視したことが一因だった。

開発される医薬品は、ある意味ですべて毒物だ。治験が厳格に公正に行われなければ、一瞬にして人の命を奪うことを肝に銘じなければならない。毒を制して初めて治療に役立てる医薬品が開発される。

有効性を評価するための試験も、ちょっとしたさじ加減で結果が逆転してしまう。そのための不正は後を絶たない。だから、緊急事態とはいえ、試験を急いで特例的に承認することに、私は慎重だ。

だが、治療する医師の側からすれば、目の前の患者を救い、疾病と闘うための武器が欲しい。そういう点では、私と尾崎の思いは、どこまで行っても相容れない。それを尾崎に面と向かって話したことはないが、尾崎はそれを感じ取っていたのだろう。私の前でイベルメクチンの話題は、尋ねられない限り切り出すことはなかった。

その後も尾崎は、イベルメクチンの試験を早く進める必要性について、訴え続けた。

8月19日アップされた読売新聞オンラインの「調査研究」という企画だ。見出しには、こうある。

「『今こそイベルメクチンを使え』東京都医師会の尾崎治夫会長が語ったその効能」

長文の記事なので、尾崎の思いのこもった部分を紹介する。


「どうしてイベルメクチンが効くか効かないか、自分たちで確かめてやろうという気にならないのか。やりもしないで批判ばかりしている評論家や研究者・学者がいるのは嘆かわしいことです。日本のアカデミアはもっと積極的に貢献してほしいと思います」

尾崎はなにより、政府が国を挙げて治療効果を確かめる試験を進めるべきときに、勝ち誇ったように「EBM」(証拠にもとづいた医療)を主張してくるアカデミアに対して腹を立てていたのだ。この非常事態に、なぜ武器を手に入れるために闘わないのか。つまり治験を自ら始めないのかと、あえて挑発的な言動に出たのだ。

大村著の「イベルメクチン」のなかで、こんなくだりがある。

「(イベルメクチンに効果があるかないかの) 賛否両論は、治療現場で患者の治療から得た『リアル・ワールド・エビデンス』と、人為的に造り上げられた『根拠に基づく医療』(EBM)との間の議論となっているのです」

つまり長尾が実践しようとしたのは、治療現場での実績や経験であるリアル・ワールド・エビデンスだ。それはEBMと相容れないのではなく、むしろ補完するものであるべきなのに、それが分断されてしまうことへの大村の嘆きだと私は受け止めた。

かつて医薬品規制に関する国際ハーモナイゼーションの基礎的研究で主任を務めていた大村は、EBMについては熟知しているはずだ。それだけに、彼の言葉には説得力がある。

このころ尾崎は、イベルメクチンを巡ってのアンチコメントに心を痛めていた。尾崎へのアンチというより、イベルメクチンを実際に使っていると宣言した長尾に対するバッシングは、想像以上にひどいものだった。建設的で理性的な議論は歓迎するが、発展性のない感情的で誹謗中傷に類するネット上の書き込みは、たとえ自分のフォロワーによるコメントでも与しない。

8月22日のFBは、尾崎らしい。

コロナに対して真剣に取り組んでいる人に対して、自分の意見と合わないからと言ってバッシングするのはやめましょう。

例えば、埼玉医大の岡秀昭先生と私は、イベルメクチンに対する考え方は違います。

でも、彼は、コロナと戦う貴重な同志です。

免疫学の宮坂昌之先生も、本当に役立つ情報をしてくれます。

長尾和宏先生も同志です。

でも、普段の在宅診療で死ぬほど忙しい長尾先生に、「使った経験で効く」ではなく、きちんと治験をやって報告しろ、これは酷ではないでしょうか。

沢山のアカデミアの先生で、ここ1年以上の間に、コロナに本当に対峙している先生（大学教授など・・・）はどれだけいるのでしょう?

戦わないくせに、外野で色々と言っている人たちは、同志ではありません。

変な分断をせず、やる気のある皆で団結してコロナを乗り切りましょう。

医療をわかっていない、門外漢の人たちに踊らされるのも、もうやめましょう。


この投稿に対して、神戸大学医学部教授で感染症が専門の岩田健太郎がコメント欄で噛みついた。

イベルメクチンに対する評価は変えたほうが、先生のため、医師会のため、そして国民のためです。変える勇気、変わる勇気をお持ちください。大学教授ですが、そこはポイントではなく、感染症とは何十年も取っ組み合っているので先生方よりもずっとずっと戦ってきました。ご理解いただけると嬉しいです。

岩田と言えば、20年2月、横浜港に寄港したダイヤモンド・プリンセスに乗り込んで、感染防御体制の不備を指摘したことで物議を醸した。それ以上に私の印象に残っているのは、岩田が10年の新型インフルエンザの検証に当たった対策総括会議のメンバーになったときのことだ。予定調和で進められそうになった会議に、「最初に結論ありきの検証は検証ではありません」と異議を唱え、専門家のかかわり方について厳しい言葉で迫ったのが岩田だった。物の言い方はともかくも、彼の発言は私たちメディアが疑問に思っていたことを的確に問題提起するなど頼もしい存在だ。著書も多く、私も何冊も読んでいる好きな専門家のひとりだ。

だが、今回のコメントには、私でも疑問が湧く。科学的根拠であるEBMを論じているときに、「先生方よりもずっと闘ってきた」という経験値を持ち出す理由がわからない。岩田より年長の大村に経験値を持ち出されたら、どう反応するのだろう。ものの言い方によって議論は本質から逸れていってしまう。

尾崎も岩田のコメントにはカチンときたようだ。

先生も同志と思っています。

でも、大学にいるころから、臨床重視で、いわゆる勘で生きてきました。

人間を見ていない、実験室しか見ていないアカデミアに疑問を抱いて生きてきました。

先生のせっかくのアドバイスですが、ここはちょっと譲れません。

本当の納得できるエビデンスが出たら、考えます。

何よりも日本の研究者たちが、イベルメクチンの治験をしようとしない姿勢に驚きます。

「先生も同志と思っています」と切り出したのは、尾﨑の優しさだろう。だが、大学医局の医師として勤務していたころから、尾﨑は論文を書くことより臨床を重視してきたという自負がある。学生時代に年間300本の映画を観ることを自ら課したのも、仮想体験を通じて様々な人間模様を知ることが、臨床にとって役に立つと思ったからだ。「勘で生きてきました」とは逆捩(さかねじ)ではあるが、臨床で培った経験を蔑まされた尾﨑は「ここはちょっと譲れません」と、FBではめったに使うことのない、きつい言葉で返したのだ
尾﨑は岩田を毛嫌いしていたわけではない。まだ第1波のころ、尾﨑は岩田について、「ああいう人こそ専門家会議に入れるべきなのに残念だよ」と話していたのを、私は覚えている。自分と同じ〝反骨〟のにおいを嗅ぎ取ったのかもしれない。

一方、「一緒に闘う同士」と名指しされた長尾は、後に自著である「ひとりも、死なせへん2」(ブックマン社)で尾﨑を、こう評してる。

「尾﨑先生はぼくの話にじっと耳を傾け、真摯に、ユーモアたっぷりに話された。ぼくは医師会の末端会員だが、そんな者にも紳士的に接していただいた。いろいろな医師会長を見てきたが、尾﨑先生ほどの人を知らない。尾﨑先生のどこに憧れるのか。まずは、無茶苦茶カッコいい。カッコいい兄貴。尊敬できる。さりげなくお洒落。男の色気を感じた。そして紳士的で優しい。ぼくもそうなりたい。しかし、主張は明快でブレない。ここが一番の魅力であろう」

医療のエビデンスは、厳格であるべきだ。臨床で効く実感を得ても、科学的なデータで効果を確認できずに消えていった薬剤はたくさんある。平時であれば、尾﨑もここまでイベルメクチンにのめり込むことはなかったはずだ。この切羽詰まった感染状況のなかで、効くかもしれないのだったら、きちんとした試験を実施して効果を確認してほしいというのが彼の願いだ。だが、その願いは、アカデミアになかなか届くことはなさそうだ。

そして1年後の22年9月末のことだった。治験を実施していた製薬会社の興和が、その結果を公表した。

「全症例、発症して7日ですべて治ってしまったので有意差が得られなかった」

1030例に及ぶ感染者に対するプラセボとの比較試験での結果だ。病原性が低いとされるオミクロン株が中心となった流行下での試験なので、プラセボ投与群との有意差がほとんど得られなかったという不運はあるにせよ、この時点でのイベルメクチンの薬事承認は遠のいた。

だが、尾崎は自分が声高に叫んできたことを後悔はしていない。効くかもしれない可能性が少しでもあるのなら、アカデミアこそ効果を試す臨床実験にこぞって参加すべきだ。医大の卒業試験でトップの成績で入局しながらも、論文よりも臨床にこだわってきた尾崎の意地でもある。

◆週刊誌の標的に

歯に衣着せぬ政府批判を続ける尾崎に、慎重な言い回しながら国民に自粛を要請する日医会長の中川俊男。このふたりは、週刊誌の格好のターゲットになっていた。

まずは週刊新潮の21年5月27日号だ。

医療の学術的な分野の研究をする日医総研の女性研究員と中川が、高級寿司屋で食事をしている現場を写真入りで報じている。前年の20年8月25日というから、全国の感染者数が週平均でも900人前後だった時期に当たる。その少し前の会見で「我慢のお盆休み」と国民に自粛を訴えた中川が、自身は女性との会食を楽しむという決定的な場面をスクープされたわけだ。

その直後に会った尾﨑は、女性職員との会食について、こう解説する。

「二人は男女の仲ではないのに、ああいう風に撮られるのはかわいそうだが、脇が甘いよね。同じようにぼくも甘いけど、ぼくだったら必ず何人か複数で出かけるよ。とくにこの時期は、呑兵衛のぼくだって酒を飲みに行くのを我慢しているのに」

そして、同じ時期に週刊文春で報じられたのが、政治資金パーティーへの出席だ。21年4月20日に都内のホテルで日医の推薦候補である自見はな子参院議員のパーティーが開かれた。ここに中川をはじめ日医の役員14人が出席していたというのだ。このパーティーには約100人が参加していたといい、大人数の会合の自粛を促していた日医として、いかがなものかという批判だ。ちょうど「まん延防止等重点措置」が適用されている期間だった。

実は、このパーティーには、尾﨑も出席していた。尾﨑によると、3月に開かれていた参院議員の武見敬三のパーティーが仇になった。武見のパーティーのときは、コロナ禍でのリアルパーティーは難しいので、対談の様子をWEBで流しパーティー券購入者に視聴してもらった。会場には機材を操る関係者と対談相手しかいなかった。つまり密にはならないという点では、感染対策上の問題はクリアされていた。

今回の自見のパーティーも案内では「WEB開催」ということだったので、尾﨑は武見と同じような形式だと思ったという。だがホテルの会場に行って驚いた。100人ほどの聴衆が集まっているのを、壇上の幕の間からのぞいた中川が、「えーっ、こんなに人が来ている。密だよ」

と困ったような顔をしていたのを尾﨑は覚えている。一部の聴衆を会場に入れて、他の参加者はWEBで視聴するようだ。そこで引き返すわけにはいかないので、中川も尾﨑もスピーチをして座席に座り続けた。

これが週刊文春で報じられると、情報番組のコメンテーターから総スカンを食らった。そのコメントがネットメディアでも報じられると、直後の定例会見で中川は「慎重に判断すればよかった」と謝罪に追い込まれた。中川は自見の後援会長なので、彼女に責任を押し付けるわけにはいかない。批判を一身に受けるしかなかったし、事前に確認しなかったという点では責任の一端はある。

この時期、ワクチン接種が本格化していた。5月25日にワクチン接種をした開業医への高額な報酬が公表されると、週刊誌やネット記事のなかには、それに対する批判も起きていた。6月16日のFBに尾﨑は、愛犬ピノの言葉を借りてアップした。

週刊文春や週刊新潮を中心としたメディアで、うちの主人や同志の中川日医会長が批判されています。

でもなぜ批判されているかと言うと2人とも正直なんだけれど真面目で一本槍だから、やられてしまう。

9月27日付の「デイリー新潮」には、尾﨑が会長を務める都医の政治資金が取り上げられた。都医の政治活動を担う東京都医師政治連盟の17年から19年までの政治資金収支報告書では、パーティー券を3年間で議員約50人から約5000万円を購入していて、寄付については35の政治団体などに約1億5000万円がばら撒かれているというのだ。

「これだけの金銭的な支援を受けていれば、政治家が医師会に『コロナ患者を受け入れろ』と強く言えないのは当然のこと。患者の命ではなく、医師会の権益を守るための『正しいカネの使い方』といえよう」と皮肉っている。

加えて、東京都医師政治連盟が3年間で約200万円分のワインを購入し、「議員へのロビー活動に使われたと見られます」と報じている。記事は「ワイン片手に札束の配り方を思案し、コロナそっちのけで選挙応援。これが医師会の真の姿である」と手厳しい。

記事のなかで尾﨑は、国会議員への献金について「我々のためにしっかり働いてくれている人には重点的に」と説明している。ワインを配っていることについても、こう答えている。

「そういうのをやるのがどうこうと言われちゃえばそれまでだけど。業者さんとちょっとお付き合いがあって、皆さんが普段飲まないようなものが結構安く入るんです」

確かに尾﨑は、嘘がつけない。その代わり、事実を茶化して答える癖がある。このときも、高級ワインが「結構安く入るんです」など答えているが、これは庶民感情からすれば、いかがなものかと言いたくなる。裕福な家庭で育ち、親が莫大な借金を残したとはいえ、生活に困窮した経験はないはずだ。〝200万円のワイン〟が、国民の感情を逆なでしかねないことには気が回らない。ときには自分の利益を度外視してでも行動する尾崎だが、それ以外のことには、無頓着で大雑把なのだ。

週刊誌報道に戻るが、なかには、意味がわからない記事もあった。

9月18日にアップされた週刊ポストのWEBニュース「NEWS　ポスト　セブン」では、その尾崎がコロナ患者を受け入れていないと批判されている。

尾崎のクリニックが「都内病院に勤務するある医師」の話として「ワクチン接種の提供や発熱外来はやってますが、陽性者の受け入れはしていません」と指摘しているのだ。

ここで言う「陽性者の受け入れ」を指摘した人物は実在する勤務医なのかを疑ってしまうほど、記事の意味がよくわからない。尾崎のクリニックは無床診療所なので入院はできない。検査の結果で陽性となれば、クリニックに来ることは逆にご法度ということになる。その代わりに容態が悪化しないように、往診医や在宅医と連絡を取って24時間の見守り体制を築いてきたのが都医だった。尾崎のクリニックも発熱患者は受け入れているし、検査も実施しているし、その後の健康観察も続けている。尾崎を批判しているのはわかるが、なにがいけないのかさっぱりわからない。

尾崎は、9月18日のFBに、その記事をアップすると同時に反論を記している。

私が院長をしているのは、街中の無床診療所です。

病床がないところでどうやってコロナ患者さんを受け入れろと言うのでしょうか。

軽症の陽性患者さんは、保健所に届けた後も、電話で様子を聞きながら、中等症に移行する恐れがある場合は在宅医療に繋いだり、入院の手配などに協力しています。

電話やオンライン診療で、陽性と診断した患者さんを保健所へ報告後も引き続き診療して、病状によっては在宅医療や入院につなぐことが、私のような無床診療所でコロナ患者さんを受け入れると言うことなのです。

沈黙を守るつもりでしたが、あまりに事実誤認の記事が次から次へ出てくるので、説明させていただきました。

わたしは、自分では何もやらず、人にばかり要求する卑怯な男ではありません。

家族ためにもこれだけは申し上げておきます。


一方、中川への批判は、医師会の内部からも寄せられた。

日医前会長の横倉義武が月刊「文藝春秋」21年8月号で「前会長激白　日本医師会はなぜ嫌われるか」を寄稿した。前年6月の日医会長選挙で中川に敗れた横倉は、その後、中川に請われて名誉会長に就任している。日医の定款にはない名誉職ではあるが、その役職の者が日本随一の月刊誌に中川批判を投稿するということは、自民党の安倍晋三が、後継の総理である菅義偉への批判文を寄稿したようなものだ。その意味は重い。

「日本医師会が国民から信頼を失いつつあります」「耳に届くのは日本医師会に対する不満ばかりです」と刺激的な書き出しだが不満の内容が曖昧だ。「国民への強い自粛要請で不快感や怒りを抱いた人が多い」と指摘しながら、「自粛要請」がなぜいけないかも説明されていないから、意味するところがわからない。

「国民に自粛を要請しておきながら、お寿司デートや政治資金パーティーに参加していた」ことは批判に値するにしても、「私ならうまくいっていた」とでも言いたいのだろうか。4期8年も会長を務めた大物会長が、とりたてて〝激白〟するほどの内容を伴っていない。むしろ日医の分断を招くという意味では、マイナス要素のほうが大きい。

この月刊「文藝春秋」が発売されて間もない7月初旬、尾﨑を会長室に訪ねた。この横倉の寄稿文に触れると、いつものように初めのうちは穏やかだ。

「こんなこと書かれたら、中川会長は横倉さんに敵意を抱くでしょ。いまは、そんなことにエネルギーを使うときじゃないんだから」

前年の役員選挙で中川会長の生みの親ともなった尾﨑だが、横倉を「兄貴分」と呼ぶほど慕っていた。横倉の業績に対しての評価も、けっして低くはなかった。だが、横倉の寄稿文は、中川を支えている自分に向けられているようにも感じる。話しているうちに、怒りが湧いてくるらしい。徐々に言葉がきつくなる。

「横倉さんは（昨年4月の）緊急事態宣言を政府に働きかけたことを自慢しているが、ぼくが必死にわめいて、せっついたから彼は動いてくれたんだよ。なのに、ぜんぶ自分がやったように書いてる。要するに、なんとしてでも日医を分断して、中川を会長の座から下ろしたいんだよ。本来彼が書くべきは、後手に回る政府に対して発せられるべきなのに。こんな権力闘争ばかりやってるから、日医は弱くなっちゃったんだ。日医なんてつぶしちゃえばいいと本気で思うよ」

私は同じ月刊「文藝春秋」で、ワクチンの個別接種を強引に進めた中川執行部について、「政府の迷走、医師会のゴリ押し」（21年6月号）、「日本医師会の病巣にメス」（21年9月号）など、批判する記事を執筆している。そういう私からみても、中川に会長不適格の烙印が押されるほどの失策があったとは思えない。

当時、横倉はほかのメディアでも中川批判を繰り返していた。自分の影響力を保ちたいのか、中川にダメの烙印を押したいのか。あるいは、尾﨑の言う〝権力闘争〟なのか。

その答えは、じきに出る。

横倉のように名前を出したうえでの批判には、怒りをもって立ち向かえても、ネット上のアンチコメントは相変わらずだ。自身に対するアンチは気にならないが、反論に値しないコメントの数々が、匿名という闇の世界から繰り出されてくるのは、いかにも卑怯だと感じる。

こういった書き込みを読んだ妻の照代が、「なに言ってるのよ、冗談じゃないわよ！」「私が反論してやるわ」と、自分以上に怒り出す姿を見ると、不思議と心が静まる。

それでも怒りが収まらないときは、不満を愛犬のピノに負わせる。擬人化したピノとの会話を通して、茶化しながらも理不尽な思いを吐露する。

9月22日のFBには、こうある。文頭の「ピノ」「尾崎」は筆者が加筆。

ピノ　ご主人が、「おいピノ、最近俺は不機嫌なんだよ。そう感じないか?」

私は答えます。て、いうか、最近あまり元気がないですね。

尾崎　コロナとの戦いが長くて、流石にスタミナ切れなのかもしれないな。

ピノ　根拠のないバッシングも多いからね。

尾崎　俺はね、5大新聞には必ず目を通す。それ以外にもニュースを把握するために、Yahooニュースとスマートニュースには必ず目を通すんだ。

この二つを見れば、大体ニュースは把握できるからね。Yahooニュースにはコメント欄があって、ネット社会特有の意見がかなり偏っている。まあ、バッシングも慣れたし、医師会が一部の人にはどう説明しても理解されないこともわかってきた。これからは、開き直って、自分の信じる道を行くよ。

確かに尾崎の言動は注目され、そのことが週刊誌やネット民の格好のターゲットとなっていた。口をつぐんで大人しくしていれば、アンチに晒されることから逃れることもできたはずだ。

だが、彼はそうはしなかった。心のなかで憤りや虚しさを抱えて落ち込むことはあっても、彼は矢面に立ち続けた。尾崎の身体に染み込んだ反骨の性は、アンチを推進力に変えていく凄味がある。

それは同時に、尾崎の医者としてのプライドでもあった。

裏切りの連鎖

第６波（ピークは22年２月２日・２万１５６２人）
第７波（ピークは同年７月28日・４万３９５人）

◆ウィズコロナと検査キット

第1波のピーク時の東京の感染者数は、20年4月17日の206人（都のホームページの数値）だった。いまから考えれば、なぜあれほど大騒ぎをしたのかわからないほどの数だ。それぞれの波とピーク時の都の感染者数を並べてみる。

第2波　20年8月1日　472人
第3波　21年1月7日　2520人
第4派　5月8日　1126人
第5波　8月13日　5908人
第6波　22年2月2日　2万1562人
第7波　7月28日　4万0395人

PCRの可能検査数が飛躍的に伸びたという事情はあるにしろ、感染者は桁違いに増え続けている。流行する変異株によって伝播力や病原性が異なるから、単純に感染者数だけで流行の深刻さが比較できるわけではない。都民もそのへんの情報には敏感になっている。オミクロン株が流行した22年初頭の第6波では、日に1万人を超える感染者が報告されたために、人の流れは一時的に減少傾向を示した。かと思えば、第7波では4万人を超えたにもかかわらず、夏休みには街が人であふれた。

だが、医療機関のひっ迫は相変わらずだ。中等症から重症にいたる割合は少なくなっているものの、絶対数としては感染者が増えれば、それだけ一定の割合で重症・死者数も増えていく。病床がひっ迫すれば、一般医療を制限せざるを得ない。自宅療養や入院待機中の感染者も、都内だけで何万人にも達した。

発熱外来を続けていた尾﨑の診療所にも、感染を疑う患者が日に何人も訪れる。電話を受けてから感染者を別のスペースに誘導し、そこで主に妻の照代が診察する。

22年1月21日の尾﨑のFBだ。


まさしく近況です。基本的に午前中はクリニックで外来。

奥さんと一緒にやっています。

12：00前後を目安に東京都医師会館に向かい医師会業務に携わります。

11：00から60名のワクチン接種、ということでやっています。

診療検査医療機関にもなっています。

もし私が感染したらということで、主に奥さんが、発熱患者のPCR検査をやってくれています。

妻に感謝、感謝です。

最近は、毎日20人弱の患者さんが訪れます。

診察室は大混乱のまま。

事務の方は、朝からワクチン予約と発熱者の対応に追われています。

ナースも発熱外来、ワクチンの準備…、大忙しです。

でも皆文句ひとつ言わず協力してくれます。

陽性者も毎日５人以上。ここ二日間は９人です。

保健所に報告した後、今日は23人の健康観察を行いました。

もっと多くの医療機関に保健所の代わりに健康観察をしていただかないと、感染者の急増に対応できません。


感染の波が押し寄せるたびに、診療所の役割もどんどん増していた。まずは早期の診断だ。発熱した患者をすぐにＰＣＲで判定できれば、ただちに治療を開始できる。感染初期であれば承認されたばかりの経口薬を服用させることができる。つまりは、重症化を防ぐことにつながる。

一方で、検査が滞れば発症初期に限定された治療法は施せない。早期発見、早期診断、早期治療を実現させるためには、発症後すぐに患者を診るプライマリーケアである開業医の役割が欠かせなくなっていた。

22年２月９日に開かれた厚労省の専門家組織であるアドバイザリーボードで、理論疫学の第一人者である京都大学の西浦博教授が提出した資料のなかに、興味深いものがある。各自治体が毎日公表している感染者数は、実際に感染者数とは開きがあることを示す分析だ。

医療機関は感染者を把握すると、HERSYSというシステムに入力することになっている。ところが、陽性の判明と入力される時間差が、地域によってばらつきがあるのだ。HERSYSにリアルタイムで入力されれば、自宅療養や宿泊療養にかかわらず健康観察の対象となり、早期治療に結び付く。一方で、入力が遅れれば、発症から5日以内に投与することが求められる経口薬を服用する機会が奪われる。治療が遅れれば重症化や死亡する危険性が大きくなる。

たとえば、日本ではもっとも感染者数が多い東京の場合、9割以上の医療機関が診断された日に入力している。都医の場合は、HERSYSへの早めの入力を促す通知を都内の開業医を中心とした会員に出しているからだ。

だが関西地方のある地域では、感染者が増えた時期には、翌日までに入力された感染者数は5割近くまで落ち込んだ時期がある。

入力が遅れることが感染状況にどんな影響を与えているのか。

前年の21年11月9日付の記事ではあるが、AERAdot.編集部が入手した「世界主要都市のコロナ感染状況比較」という政府資料で、世界の致死率を比較している。これによると、東京が人口10万人当たりでのコロナ陽性者に占める死亡者の割合が0・83%なのに対して、入力が遅れた地域は1・51%と倍近い。この数値は、英国やドイツのベルリン並みの高さだというのだ。

データ入力のタイムラグと致死率との因果関係が証明されたわけではない。だが、もし医師会の姿勢が開業医の取り組みに影響し、それが住民の命に直結するかもしれないことを思えば、地域の医師会の責任は重いはずだ。今後も検証していく必要がありそうだ。

尾﨑は、とくに22年に入ってから、〝ウィズコロナ〟への道を探り始めていた。かつては徹底した自粛を訴えてきたが、病原性の低いオミクロン株の出現で、リスクの高い人たちへの感染を防ぎながら、社会・経済活動を続ける方法を摸索すべきだと感じていたからだ。

都医は内閣官房の予算を使って、1～2月にかけての繁華街における陽性率の実証実験を手がけた。飲食に訪れた人に協力を求めて、15分もあれば判定が出る抗原検査を実施する試みだ。平均すると6％、ピーク時には12％の人が陽性だった。無症状であっても、1割近い人が陽性であるということは、その人たちのグループ、ないしは同じ店内で近くに座った客には感染リスクが生じてくる。もし、飲食に繰り出す前に抗原検査が実施できれば、感染機会は大きく減って心置きなく飲酒を楽しむことができるのだ。

となれば、今度は抗原検査キットの精度が問題になる。PCRより精度が悪いとされた抗原検査キットだが、果たしてどの程度の適中率なのか。一連の調査は都医の理事である黒瀬巌が中心になって実施した。その結果が5月10日の都医定例会見で発表された。

21年3月から22年2月までの間に、医療機関でPCRと抗原検査を同じ日に実施した症例

5628人の内訳を調べた。両検査で陰性が一致した人は86・5%、陽性が一致した人は95・1%に達した。とくに自覚症状のない人の適中率は100%だった。検査キットによって精度は異なるだろうから厳密な調査とは言えないまでも、出かける前に抗原検査ができれば、マスクなしでも飲みに行けるということにもなる。

尾﨑は月に1度の定例会見前に、記者に陰性証明を求める試みを始めた。ワクチン・検査パッケージを実践していくという都医の姿勢の表れでもあるが、記者にとっては結構面倒くさい。事前にPCRをしていれば、結果がメールなどで送られてくるから証明できるが、市販の抗原検査キットだと動画でも撮らない限り日付を証明できない。それに検査キットは1回につき1300~2000円と幅がある。週に1回の利用でも月に5200~8000円になるから、庶民には高くつく。尾﨑は会見前に記者に受付でキットを配布して、その場でも検査ができるように配慮した。おそらく全国でも初めての試みだろう。

2月2日にピークを迎えた第6波は、もっとも多いときには自宅・宿泊療養者は18万人に達したが、在宅医や訪問医らの協力でなんとか乗り切った。そして3月下旬には収束する。

◆日医の「お家芸」

3月に入ると、日医はにわかに慌ただしくなる。

2年ごとにやってくる役員選挙を6月に控えているからだ。前回選挙で4期8年にわたって会長を務めた横倉義武を破った中川俊男を続投させるかどうかの〝値踏み〟が水面下で始まっていた。こんなコロナ禍においても、地域の医師会幹部たちの最大の関心は役員選挙なのだ。

前回選挙で横倉派と中川派に分断された日医だが、決着がついても「ノーサイド」とはならなかった。横倉派だった地方医師会の幹部たちは、中川執行部の会運営を執拗に攻め立てるなど、怨念の火は燻り続けていた。全国の幹部が集まる代議員会だけでなく、日医内部の委員会でも、中川の週刊誌ネタを追及し釈明を求めた。執行部を支える中心的な役割を担っていた筆頭常任理事の松本吉郎が、「サイテーだね」と半ばあきれ顔で話すのを、複数の役員が聞いている。

国民に自粛を求めておきながら女性との会食が発覚するなど、〝不祥事〟は確かにあった。だが、開業医によるコロナワクチンの個別接種を強力に推し進めるなど、医師会長としての実績を上げてきたことも間違いない。日医を批判的な視点でみてきた私からしても、1期目で引きずり降ろすほどの失政があったとは思えなかった。

少なくとも3月時点では、副会長の松原謙二の立候補が取りざたされているだけだった。5期9年の副会長歴を誇る松原だが、中川の対抗馬とはなり得ない。中川2期目はほぼ確実視され、派内には楽観ムードが漂っていた。

その中川は3月18日夜、常任理事の松本と都内のパレスホテルの中国飯店「琥珀宮」の個室で向かい合っていた。傍らには松本の出身母体である埼玉県医会長で、松本の後ろ盾となる金井忠男が同席していた。

中川が口火を切った。

「来期は松本君に副会長をお願いしたい」

2期目を目指す中川にとって、松本の存在は欠かせないものになっていた。どんな仕事でもこなせる優秀な人材であるだけでなく、よき相談相手だった。温厚で配慮に富んだこの男を、次期執行部で副会長に据えることは、早くから松本には伝えていた。この日は、改めて松本の後ろ盾となる金井の前で正式なオファーをしようと、中川がセッティングした会食だ。

金井は2年前の日医会長選で都医の尾崎とともに中川陣営につき、その後も執行部を支えてきた中川派の中枢メンバーだ。知略を巡らせながらも、筋を通してきた男として知られる。

金井は、中川のオファーを快く受け入れ、松本ともども「こちらこそ、よろしくお願いします」と応じた。その後は3人で、中川2期目の布陣を相談するなど、和気あいあいとした時間を過ごした。

その翌日、中川は福岡に飛んだ。福岡県医会長を6期務め、1月に亡くなった松田峻一良のお別れの会に出席するためだ。ここで中川は横倉に誘われて、日航ホテル福岡の広東料理「鴻臚《こうろ》」で、ふたりだけの昼食をとっている。現執行部批判をメディアで繰り返す横倉は、中川にとって面白くない存在だ。だが、2期目を目指す中川にとって、その存在を無碍《むげ》にはできない。

ふたりの話題は、次期執行部に及んだ。横倉は、こうアドバイスをしている。

「福岡から常任理事を入れてほしい」

「私もそう考えていました」

中川は帰りの便に乗り込む直前の福岡空港から、金井に電話を入れている。

「横倉さんから2期目の布陣についてアドバイスを受けました」

金井は、横倉が人事に口を出してきたことに反応した。

「要するに、横倉さんは中川さんの2期目を認めたということか」

「そうだと思います」

「それは、よかったねえ」

金井にしてみれば、横倉が中川の2期目を認めれば、中川体制は万全だと思ったからだ。

ところが、4月後半に入って情勢は急展開する。

横倉派の地域会長らが、常任理事の松本を会長選に出馬させてはどうかと話し合っているというのだ。その情報は、金井にももたらされた。そして、横倉からも電話がかかってきた。

「松本君はやる気があるのかね」

つい先日、中川と次期の布陣について話し合ったはずの横倉が、今度は松本を中川の対抗馬と考えているのだろうか。横倉は前回選挙でも出馬を巡って2度も翻意している。ブレるのはいまに始まったことではないが、また心変わりをしたのだと金井は受け止めた。いや、初めから中川を降ろす気でいたのだろうか。

松本以外にも中川への対抗馬となる会長候補がいないわけではない。都医の尾崎もそのひとりだが、最近は政府批判が多いから自民党の反発が強い。以前から横倉派の大阪府医会長の茂松茂人も会長選への出馬に色気をみせていたが、支持は集まりそうにない。そこで白羽の矢が立ったのが、前回選挙では中川派についた松本だった。金井は、そう横倉から聞いた。

松本の国民への知名度はほとんどないが、全国の医師会長の間ではよく知られた存在で、人望もある。常任理事から一気に会長というのはあまり例がないが、中川の対抗馬となり得るとすれば、彼しかいないことも確かだ。

だが、金井は不安だった。いま松本が謀反を起こして負けでもすれば、2度目のチャンスは巡ってこないだろう。金井は危ない橋を渡らせることを躊躇した。それに横倉派の、いわば〝復讐劇〟に便乗するのは義に反すると気が引けた。

松本も、自身の経験不足が不安のようだ。いったんは副会長就任を承諾しているから、会長選に打って出れば中川を裏切ることになる。松本は、そのことをもっとも気にしているようだ。

金井は横倉の打診に対して、初めのころは、「副会長になることが決まっているので」とやんわりと断っていた。

だが、横倉から電話のたびに説得された。

「このまま2年も中川執行部を続けさせれば、日医は信用を失う。そろそろ決めなさい」

4月25日前後だった。金井は、松本を出馬させることを決め、内密に準備に入った。

このころからだ。中川への批判が横倉派から発信され、波のように全国の医師会に広がっていったのは。中川の独善ぶりについての批判や、事実かどうか確認できないようなことまで、まことしやかに語られる。なかには、中川が常任理事のひとりを土下座させたという情報まで飛び交っていた。後に、この土下座事件はデマであることが判明するのだが、役員選挙まで2ヵ月を切るなかで、中川批判は一気に広まっていく。

◆最後の頼みの綱

4月30日、尾﨑は皇居わきに立つパレスホテル東京の日本料理「和田倉」で、埼玉県医会長の金井と夕食をともにしていた。

その金井から、告げられた。

「松本を次期会長選に出馬させたい」

そして自信ありげに付け加えた。

「全国の（医師会の）流れは松本ということで、できている」

すでに雌雄は決しているというのだ。

尾﨑は数日前に、都医の役員から松本出馬の噂を聞いていた。前回の選挙では中川が191票なのに対して横倉は174票だった。そこに埼玉県医が持つ15票が寝返っただけでも、松本は当選圏内に入ることになる。その票にかなり上積みをしていることは、金井の自信に満ちた口ぶりからも明らかだ。

だが一方、副会長のオファーを受けておきながら、いきなり反旗を翻すのはフェアではない。きっと金井は、悩みに悩んだ末に決断したはずだ。葛藤の襞《ひだ》を吹っ切った金井の口調は、むしろ歯切れがよかった。

金井は、尾﨑に松本の出馬理由について、こう説明した。

「いまの日医は、ネットを含めて社会的な信用を失っている」

週刊誌ネタにされたことを指しているのだろう。ほかにも、大切な課題を独断で決めてしまうなど、役員との間でも「もう限界だ」という声が上がっているというのだ。

尾﨑は金井に尋ねた。

「中川さんは承知しているの?」

「いや、まだ知らない」

尾﨑はその1週間前、中川と月に1回の頻度で続けている会食をしたばかりだ。中川に「2期目に向けたビジョンを早く示したほうがいい」とアドバイスしたのは、こう言った不満が執行部内でたまっていることを察知していたからだ。早めに手を打たないと足をすくわれる可能性がある。だが、それも遅きに失したということか。

金井は、ここで尾﨑に釘をさすことを忘れなかった。

「都医と言えば全国の中心だし、都医を見習って全国が動く。尾崎先生にはこのまま都医を担っていただきたい」

つまり、尾崎には日医会長への出馬など考えず、松本支持を明らかにしてほしいと伝えたわけだ。

尾崎は、中川が信頼を寄せてきた金井・松本のふたりが、独断で中川を裏切ることはあるだろうかと疑問に思った。裏で糸を引いている人物がいるのではないか。尾崎は、ふたりの決意の裏に、横倉の存在を感じた。

尾崎は、この場では松本支持について明確に答えなかった。ひとつには、中川を支えてきた自分が松本を推せば、彼を裏切ることになる。それに、都医の役員の意見を聞かずして自分が単独で決めることはできない。そう伝えると、金井は「さすがだ。先生はえらい」と承諾した。

もしこのまま選挙になれば、日医は2年前と同様に激しい闘いの末に、さらなる分断を招くことになる。夏には、日医が推薦する自民党参院議員の自見はな子の選挙が控えている。過去には、日医が分裂したまま参院選を迎えて、推薦候補を落選させてしまった苦い経験が何度もある。自見が落選することになれば、それこそ日医の力は見限られ、政治的な発言力は削がれてしまう。

2年前の役員選挙でも、横倉と中川のどちらを推すかで大いに悩んだ尾崎だが、今回はさらに苦しい立場に追い込まれることになる。

私が気になったのは、尾﨑より年下の松本が会長に就任するということを、尾﨑がどう捉えているかだ。尾﨑が日医のトップを目指すとすれば、そのハードルは高くなる。

尾﨑×金井会談の直後、尾﨑は会長室で私にこう話している。

「予想外に中川批判が大きいのには驚いたが、大切なことは、どちらかを蹴落とすような権力闘争はやめること。でないと日医は凋落するとぼくは言っている。みんなで話し合って、どちらかを降ろして選挙を避けることしかないね。常任理事の中心人物が、自分の仕えてきた人間に反旗を翻すことが、果たしていいのか。そう考える人だっている。どちらにまとまってもいいが、ふたりが五分五分の闘いをするのであれば、都医が松本につくということはできないよ」

尾﨑自身の身の振り方について答えようとしないので、もう一度、確認してみた。

「尾﨑先生の会長の芽がなくなるが」

すると、尾﨑は少し間を置いて答えた。

「それでもいいいんじゃない。ぼくが出馬することは、絶対にないよ」

尾﨑本人に日医会長への意欲が全くないとは思えない。にもかかわらず、自分は出馬しないと明言するのは、中川への裏切りだけはしたくないという思いだと受け止めた。「利」より「義」を重んじる尾﨑の流儀なのだろう。

中川が松本の動きに気づいたのは、尾﨑×金井会談から10日ほど経った5月8日になってからだ。日医の役員のひとりからの情報だった。

「どうやら金井さんが埼玉県医師会で松本さんの出馬を報告したらしい」

中川はすぐに金井に電話を入れると、こう告げられた。

「出ることになると思う」

中川は松本にも電話で問い詰めた。

「2年間、待つことはできないのか」

「2年後はなにが起きるかわからないので」

付け足すように、すでに医師会の過半数の賛同を得ていることを仄めかす。

中川は、クーデターだと悟った。

選挙直前になって「中川とは、やっていけない」と会運営を持ち出すのであれば、3月時点で副会長のオファーを断るべきではなかったか。そういえば、最近の松本は会長室に近づかなくなっていた。もっとも信頼していた部下に裏切られたことへのショックは、その裏に横倉の存在があることがわかると、すぐに怒りに変わった。

中川は、すぐに全国の医師会長に連絡して情報を探った。何人かの会長が、松本本人から出馬理由について、こう聞いたと明かしてくれた。

「横倉先生に、『2年後に中川が禅譲してくれるとは限らない。これまで禅譲された会長なんていないんだから』と出馬を促された」

こうなったら、選挙を闘うしかない。現職の会長は、それなりに強い。中川派の会長らに電話を入れると、みんな協力を約束してくれた。そこで最後の頼みの綱となるのが尾﨑だった。39票の大票田と言うだけでなく、彼の会内における影響力は大きい。その日のうちに電話を入れた。だが、尾﨑の反応はネガティブだった。

「吉郎（松本のこと）の話は聞いているけど、ぼくは了承していない。それよりこれだけ中川執行部が批判されるのは、役員をまとめ切れていないからじゃないか」

中川は、尾﨑の反応に落胆する。もし、中川派の中枢である埼玉と東京の両医師会が寝返ってしまったら、中川としては手の打ちようがなくなる。

だがこのころ、尾﨑の心は揺れていた。

◆苦渋の決断

東京都医師会館は、JR御茶ノ水駅から歩いて5分ほどのところにある。尾﨑の母校である順天堂大学医学部附属病院や東京医科歯科大学病院のほか、日本大学理学部や歯学部の校舎、それに予備校などが立ち並ぶ。楽器店も多いし、古本屋街のある神保町にほど近い学生の街だ。だが、駅前の一等地は大学病院の処方箋を受ける派手な看板の薬局が占拠するいびつな街並みだ。

5月10日、都医の定例会見が開かれる日だった。私は、妙な緊張感に包まれていた。御茶ノ水駅を降りて、いつものように駅前のスクランブル交差点を渡って「かえで通り」を進む。しばらく歩くと、左手にエクセルシオールカフェが見えてくる。会見まで30分ほどの時間がある。いつもなら素通りするカフェに、なぜか入りたくなった。松本出馬の経緯を少し整理しておきたかったからだ。

コーヒーをすすりながら、あれこれ思いを巡らせる。尾﨑は、松本の出馬をどう受け止めているのだろう。中川を批判してきた私ではあるが、松本の出馬が本当であれば、完全な〝裏切り〟に思える。このコロナの時期に分断を助長させる松本の出馬に、尾﨑が同調するとは思えない。いや、容認する尾﨑を見たくはないというのが本音だ。この日の会見で質問して、彼がどう答えるか。まともに答えてくれなくても、表情からニュアンスを汲み取ることができるかもしれない。

会見が始まると尾﨑は、若い世代に3回目のワクチン接種を促す一方で、屋外でのマスク着用については、「外す時期に来ているのではないか」と厚労省や専門家らより一歩進んだ見解を示している。だが、もっとも聞きたい日医の役員選挙の話題には、ひと言も触れようとはしない。私は質問すべきか迷っていると、業界紙の記者が中川2期目に向けて対抗馬が出たことへの受け止めを尋ねた。

尾﨑はゆっくりとマイクの前に立つと、いつものように会場を見渡して話し始めた。

「1期目というのは前任者の政策が残っているから、本来2期目が自分のやりたいことを実践する時期に当たります。参院選挙があって、医師会が団結してポストコロナに当たらねばならない時期に、まとまりを欠くような流れができたことは非常に残念。中川さんを2年前に応援したという立場からいえば、私も責任を感じております。2040年に超高齢化社会がくるわけですので、対応をいまから真剣に考えないと体制が取れない危機感を持っている。選挙なんかやっている暇はないとぼくは思ってます」

言葉尻はニュートラルな立場を貫こうとしているように聞こえた。前日の電話で話したときと、ほぼ同じことを繰り返している。だが、「まとまりを欠くような流れができたことは非常に残念」とは、どちらかというと松本への批判にも受け取れる。

会見終了後、引き上げる尾﨑をつかまえて小さな声で、こっそりと尋ねてみた。

「松本先生に出馬をしないよう説得するんですか」

この日、尾﨑が松本を都医に呼んでいることを知っていた。都医役員の前で出馬にいたった経緯を聞くためだ。ここで松本に出馬を思い留まるよう説得するのではないか。私は、淡い期待を抱いていた。

すると、尾﨑からは「エーッ？」という返事が返ってきた。驚いたときに使う「エーッ」とも違う。嘘は言わないが、本心を隠すときの曖昧な感嘆詞だ。それを聞いた私は、少しのけぞってしまった。

「尾﨑は松本容認に傾いている」

瞬間的に、そう悟った。それ以上の質問を私は控えた。エレベーターに乗り込んだ尾﨑は、目指す階のボタンを押しながら、今度はわざとらしく「エッヘッへ」と愛想笑いを浮かべた。だが、その表情は心なしかこわばっていた。

実は、後にわかるのだが尾﨑はこの前日、どうしても許せない中川の行状を聞かされていたのだ。尾﨑のもっとも嫌う、官僚に対する恫喝的な叱責だ。

4月11日に日医会館で開かれた厚労省との会議の席上、中川が官僚を怒鳴り上げた議事録が出回っていた。それを見せられたのだ。40年に向けた地域医療構想を議論する会議で、担当課長に対する発言だ。

「全く理解していない！　君はど素人だ！　勉強をし直してきなさい！　課長として君は落第だ！」

必要以上に「！」が記されているから、普通の議事録ではなさそうだ。ことさら中川の怒りを誇張する意図が透けて見える。どこまで正確なのかはわからない。

中川が副会長時代から担ってきた地域医療構想の議論をする厚労省との会議だった。中川が長年かけて積み上げてきた合意事項を、厚労省が反故にするペーパーを作成してきたことに、中川が激怒したのだ。官僚に対する高圧的な態度を改めると心に誓っていた中川だが、この時ばかりはバカにされているような気がして、あえてきつい言葉を浴びせた経緯を、後に私の取材に答えている。

この議事録を見せられた尾﨑には、嫌悪感だけが残った。かつての師匠にあたる前都医会長の故野中博から、くどいほど諭されていたことだ。

「官僚や都の行政マンとはけっして喧嘩をするな。彼らは敵ではなく、我々が目指す医療を実現するための仲間だ」

厚労省のトップであるならまだしも、課長クラスの役人に食ってかかることを認めるわけにはいかない。

「官僚に対しての姿勢は、あれでいいのか」

中川からかかってきた電話で、尾﨑は苦言を呈した。相手がだれであろうと思ったことを口にするのは、中川に裏表がないからではある。でも、こんな議事録が出回ってしまうと、弁護もできなくなる。

中川は事情を説明したものの、「申し訳なかった」と謝った。

記者会見の開かれた5月10日の夕方、尾﨑は都医役員がそろった会長室で、松本から出馬に至った説明を聞いている。酒を酌み交わしながらの話し合いは、深夜まで続いた。

どう考えても、松本はすでに全国に支持を広げている。中川の支持基盤だった関東甲信越の医師会も、次々と松本になびいているようだ。選挙を回避することを最優先するならば、劣勢の中川を説得して降ろすしかないのか。

翌日の午前中、私が尾﨑に電話を入れて選挙の話題を振るが、明らかに反応が鈍い。くぐもった声で、「うん」とか「うーん」とか言葉をためらう。

ふだんは饒舌に質問に答える尾﨑だけに、言葉をのみ込む数秒の時間でも重たく感じる。答えたくなかったのか。それとも答えに窮していたのかはわからない。2年前の選挙時に迷っていたときの重苦しい雰囲気が蘇ってくる。

きっと中川を裏切ることにならざるを得ない状況に苦悩していたのだろう。中川に「もう1期やりたいなら、やればいい。おれは出ない（日医会長に出馬しない）から」と約束したときの中川の嬉しそうな顔が脳裏をよぎったはずだ。

機嫌が悪くなるのを承知で、私は何度か突っ込んでみる。

「中川会長を裏切ることになるが」

尾﨑は、少しの沈黙の後に、こう言った。

「執行部の常任理事だけでなく、副会長（松原のこと）まで反旗を翻しているのは、執行部がバラバラだということだよね」

日医の旧態依然とした権力闘争への絶望感、その権力構造に取り入ろうとする医師会幹部の浅ましい権力欲、そして中川の独善的な会運営への憤り、さらには中川を裏切ることへの良心の呵責がないまぜになって尾﨑にのしかかっていた。

尾﨑は、日医が分裂しないためには、なにが最善か。他のことを犠牲にしても、そのことを軸に自身の態度を決めるしかなかったのだ。

中川に「会長選のためには、東京が応援してくれないと、私はもちません」と支援を求められても、煮え切らない言葉で返すしかなかった。その切羽詰まった中川の声が、耳の奥に残る。だが、尾崎は決心した。日医の分裂を避けるためには、もはや中川に出馬を思い留まらせるしかない。

松本を都医に呼んだ2日後の12日、大学の後輩にあたる愛媛県医会長の村上博に電話を入れている。

「中四国の票を、松本でまとめてもらえないか」

村上は、2年前の選挙では中川支援へ回った。その中川への批判が大きいことや、官僚を怒鳴りつけたことも尾崎の口から聞いた。村上は横倉派の謀反に憤懣やるかたない思いを抱きながらも、分裂を避けるためにはやむを得ないとの尾崎の主張に、同調せざるを得なかった。村上は尾崎と同様、この裏切り劇に横倉の影を感じたひとりだ。

5月18日、尾崎と中川が月1回、意見交換の場として続けてきた会食が予定されていた。尾崎は、そこで最後通牒を突き付けるつもりでいた。

その直前、中川から電話がかかってきた。

「私は説得されるために会うのではない」

そう怒ったように告げる言葉に、中川の覚悟を感じた。

「わかっている。説得はしない」

当日の午後7時半を過ぎたころだ。神楽坂の割烹に少し遅れてやってきた中川は、到着するなり、こう切り出した。

「話は、もういいです。今日は飲みましょう」

中川は、もう心を決めていた。

「日医が分裂することを考えたら、出馬することはマイナス」

「参院選で日医推薦の候補者を当選させるためには選挙どころではない」

そして、最後は「進退は自分で決める」だった。

15分ほど話したあとは、ふたりで酒をあおり続けた。

それにしても、いったんは副会長のポストを受けた松本に、裏切りという汚名を着せてまでも出馬に踏み切らせたのは、いったいだれなのか。日医のあるべき姿を議論しないまま、「中川流」にダメの烙印を押そうとした見えない力が、日医を権力闘争の道具にした。

中川は週明けの23日、都内で会見を開いた。

「このままでは激しい選挙戦になることは必至であり、出馬しないことで日医全体の分断を回避し、組織として一致団結して夏の参院選に向かうことができるのであれば、本望であるとの結論に至りました」

低く押し殺した声で、出馬断念の思いを淡々と述べる。私は少し突っ込みたくなった。

「この事態をクーデターと表現されたが、飼い犬に手をかまれたという感想はあるか」

中川の悔しい思いを少しでも聞きたかったからだ。だが、中川は極めて冷静に答えた。

「飼い犬というのは松本常任理事に失礼ですよね。飼い犬ではなく、一緒に闘う同僚ですので。ただ、GW明けに突然（出馬することが）わかったときは、びっくりしたのは間違いないです。ただそういう情報もいち早く察知できなかったことを、私は反省しています」

この会見の翌々日である25日、日医の会長室に突然、松本が現れた。こう言って深々と頭を下げた。

「このたびは、大変申し訳ございませんでした」

中川は、それを制してこう返した。

「謝らなくていいよ。いつかは辞める時がくるんだから。でもね、私は前任者みたいなことは、絶対にしないから安心してください」

この「前任者みたいな」というのは、横倉のことを指している。会長を退いてから新執行部の批判をメディアで展開するとか、引きずり降ろすような真似はしない。そう言いたかったのだ。

松本は3～4分ほどで会長室を辞したが、ドアの外の秘書室で、もう一度、中川のいる方角に向かって深々と頭を下げた。

中川にとって、これは唯一の救いでもあった。義を欠いたという自覚が松本にあれば、その連鎖を断ち切ろうと出馬を見送った中川の思いも少しは報われる。

繰り返しにはなるが、00年以降、日医には5人の新しい会長が誕生している。だが、会長職が禅譲されたケースは、ただの一度もない。〝義〟を欠く謀反の末に、激しい攻防が繰り広げられ、怨恨の連鎖がさらなる分断を招き、日医の力は削がれてきた。こうやって続けられてきた飽くなき権力闘争は、国民からすれば茶番に映る。いくら医師会が「国民のための医療」と叫んでも、説得力はない。

今回の会長交代劇がいつもと違うのは、中川が出馬を見送ったことだ。長年にわたって続けられてきた遺恨の連鎖を断ち切った最大の功労者ということになる。

6月5日、松本の選挙対策本部の事務所開きが行われた。松原副会長の会長選出馬は確実視されていたが、会場はすでに選挙が終わったかのような祝勝ムードに包まれていた。各地区のブロック代表がマイクを握って、次々に松本支持を表明する。「一致団結」「オールジャパン」というキーワードが繰り返されるが、そこに中川の「な」の字も出てこない。

浮ついた雰囲気に一石を投じたのは、尾崎だった。

マイクの前に立った尾崎は、いきなりメモを読み上げた。中川陣営の「出馬見送り」のあいさつ状の一節だった。

そして、声を一気に張り上げた。

「これは非常に重い判断、決断だと、私は思っとります」

中川が、出馬を見送ったにもかかわらず、現職の副会長が出馬することを批判した。

「すごく残念に思いますし、ここで団結しなかったらどうするんだ」

激しい言葉に多くの会員が頷き、大きな拍手に包まれた。

だが私は、そのときの尾崎の目が忘れられなかった。中川の無念さも、それを裏切った松本への批判も、どこかに置き忘れたように緩んだ会場を、射抜くような眼差しだった。

その2日後、電話でスピーチの真意を尋ねてみた。

「本当はなにを言いたかったのですか」

尾崎は、短く語ってくれた。

「日医の分断の歴史を断ち切れたのは、中川さんの決断があったからでしょ。その意味の重さについて、きちんと考えるべきなのに、だれもなにも言わない。だれもがそう思っているのに、だれも触れようとしない。そこに、いまの日医の悲劇があると思うんだよ」

尾崎の「だれもがそう思っている」の「そう」はなにを指すのか。おそらく怨恨の連鎖の末の「裏切り」だ。にもかかわらず尾崎は、その「裏切り」という言葉をあえて口にしようとしない。中川が「尾崎にも裏切られた」と思っていることが、容易に想像できるからだ。自分に跳ね返ってくる「裏切り」を封印したかったのだろう。

6月25日の選挙当日、松本は310票を獲得して、64票の松原に圧勝した。

選挙直後、中川は投票が行われた講堂の演壇に立っていた。議長の取り計らいで、異例とも言えるスピーチの機会を得たからだ。

中川は、皇居を歩きながら暗唱した挨拶を、少し上ずりながら述べる。

「最後に申し上げます。16年間、私なりに全力で駆け抜けてきました。どんなことにも区切りがあります。私が考えていたより少々早いですが、後悔はありません。あるのは皆様への感謝の気持ちのみです。静かに日本医師会を去ります」

そして、こぶしを挙げると、声を張り上げた。

「皆さん、お元気で！」

と同時に会場から大きな拍手が起こった。中川が舞台から消えた後も鳴りやまない。21秒にわたる拍手に、私は少し胸のつかえが降りたような気がした。実務型で突っ走ってきた中川が、空疎で拙い権力闘争に明け暮れる日医を、逆に見限ったような気がしている。

人が人を裏切るときは、裏切ったという自覚はほとんどない。なぜなら、それに代わり得る弁解を見つけるからだ。今回で言えば、「中川の会運営は、あまりに強権的だ」を免罪符に、だれよりも日医を知る男に対する謀反を正当化した。そして、その稚拙でお粗末な権力闘争は、疲弊と軋轢を生んで組織を蝕んでいく。

中川が最後まで信頼を寄せていた副会長だった今村聡が、いみじくも話していた。

「横倉さんには、横倉さんのやり方があり、中川さんもしかり。その中川さんのやり方に問題があるとの指摘は、2年前の会長選の時からあったはず。それでも中川さんを選んだのだから、やり方ではなく、政策論争をすべきだった」

中川の欠点は2年前からわかっていたことで、その中川のやり方を認めたうえで彼を推したのに、いまさら同じことで「やっぱりダメだ」とはあまりにも〝こじつけ〟ではないかと言いたいのだろう。かつては横倉派でありながらも、中川執行部の副会長になってからは、中川を支え続けてきた今村の分析には説得力がある。

忘れられない場面がある。

役員選挙を控えた6月16日、すでに退任を公表していた中川が日本記者クラブに招かれた。中川にとっては最後の表舞台となる会見だ。日本記者クラブでは、会見前に招待者から色紙の綴りに、一筆を書いてもらう習わしがあるらしい。司会者が中川のつづったページを開いて披露した。

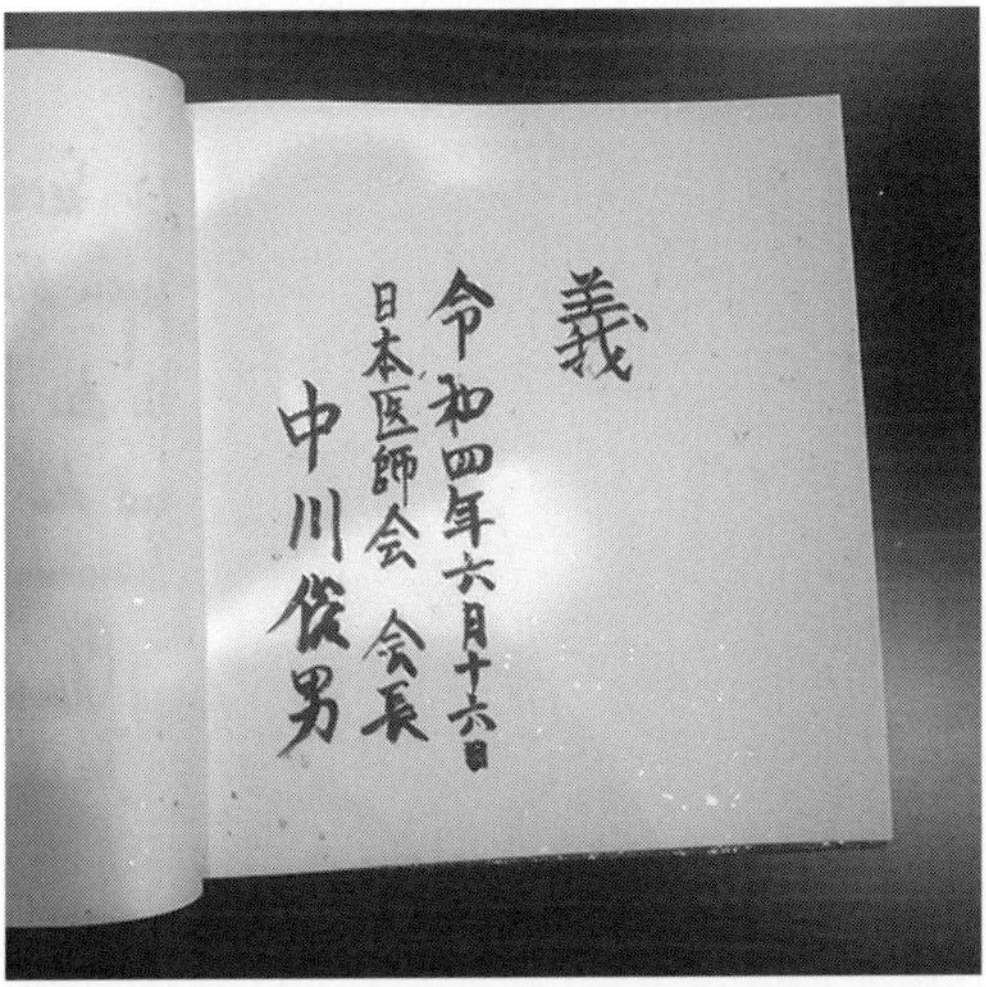

中川が色紙に書き込んだ「義」に込めた思いは＝日本プレスセンタービルで

そこには、ひとこと。「義」とだけ書かれていた。

その思いを問われた中川は、答えをはぐらかした。

ノートに書く私の手が、一瞬止まった。最前列の端から中川のほうを向くと、中川と目が合った。一瞬、彼が微笑んだように見えた。

日医を追われながらも、自分なりの「義」を通したという男が遺した最後の言葉が、私の胸を揺さぶった。

◇

役員選挙からしばらく経って、私は尾﨑に、こう尋ねたことがある。

「中川さんは、尾﨑さんに裏切られたと思っているのでは」

尾﨑は、感情を読み取られないように宙をにらんでいた。決して弱みを見せない尾﨑のプライドから、なにかが漏れ出した。

「最終的には、ぼくが引導を渡したような格好になったということは、裏切られたと思っているだろうな」

尾﨑にとって、これを聞かれるのが一番つらかったはずだ。

洞窟のような闇に、〝裏切り〟をのみ込むような、深い悲しい眼差しだった。

確かに、日医の分裂を回避するための究極の選択でもあったことは理解できる。だが、そのことに伴う代償の大きさも、尾﨑は知っている。日医の分裂を避けるためとはいえ、裏切りの汚名はついて回る。

中川が会長選への出馬を断念することが報じられた直後の5月21日のことだ。尾﨑は大学の

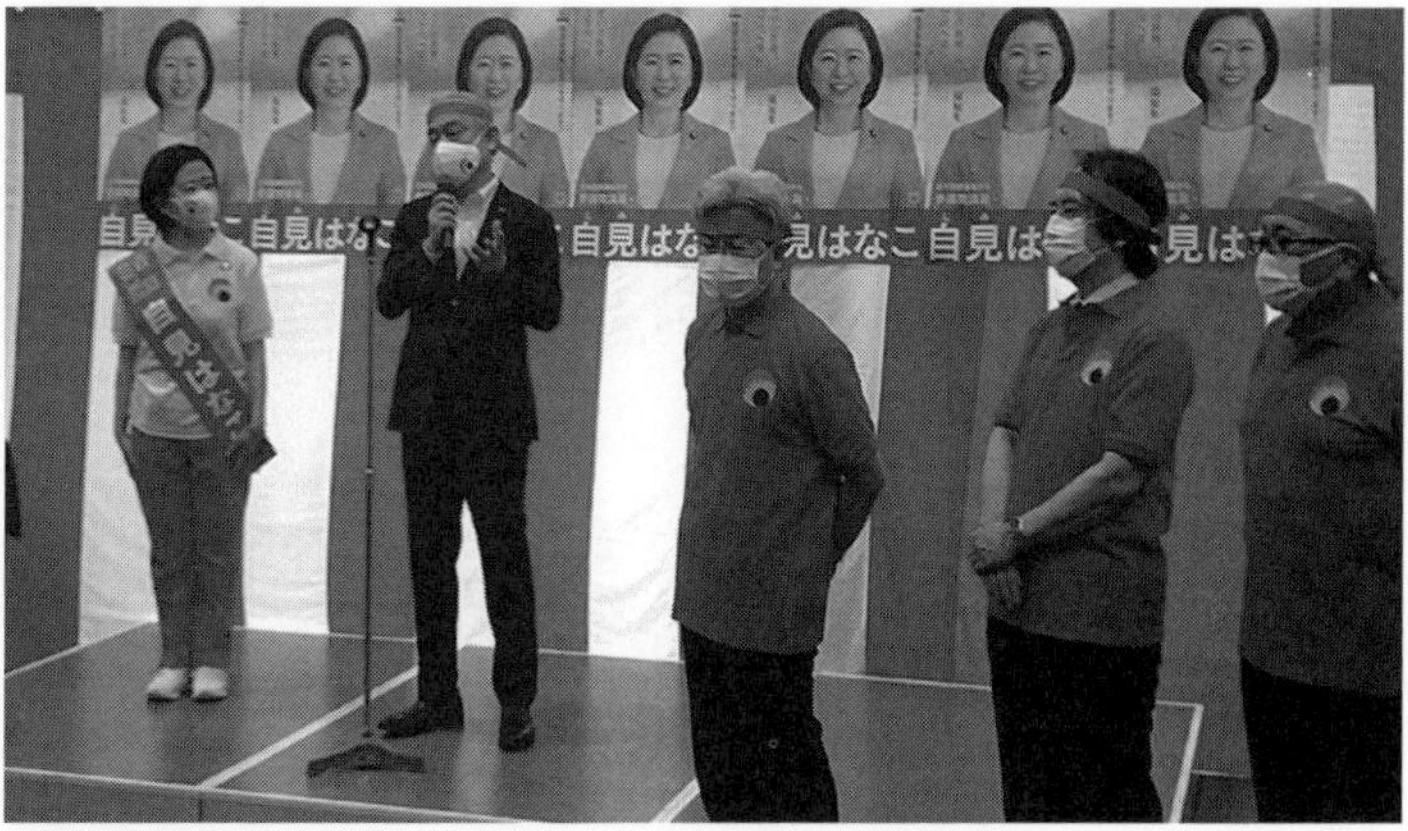

参院選で自見の応援に駆け付けた尾﨑と中川（左から３人目）＝日医会館で

後輩にあたる愛媛県医会長の村上博からメッセージをもらっている。2年前に中川を推し、その後も一貫して中川を支えてきた筋を通す人物と評されている会長だ。

「（中川会長が）降りたのですね。私も戦意を失いました。こうなったら松吉（松本のこと）を日医代表として前面に出し、私もサポートしていこうと思います。横倉先生の影響力には脱帽ですが、老骨の晩節を汚しました。スッキリとはしません。選挙は避けなければなりません。これで参院選を突破し、コロナにしっかり取り組みたいと思います」

尾﨑は、応じた。

「一枚岩になって、横倉さんが入り込めないようにしなければなりません。そして自見はなこを高位当選させることで横倉さんの影響力を排除しなければいけません。中川の無念を晴らすためにも、医師会が団結して、怪しい政治力や、見えざる支配から抜け出さなければなりません」

尾﨑にしてみれば、この時期の選挙を回避することができたという点で、首の皮一枚の〝義〟を通したことにはなる。

そして、8月の参院選で、自見はな子は21万3369票を獲得して当選した。

エピローグ

私がなぜ尾崎に密着して、彼を描きたいと思ったのか。

私は、医師、とくに開業医の権益と利益を守ることに全精力を注ぎながらも、国民医療を掲げる医師会の欺瞞を見てきた。一方では、熾烈な役員選挙で裏切りに端を発する遺恨の連鎖で、組織が分断され、その力が削がれてきた組織でもある。〝利〟を優先して〝義〟を見失っている日医が、国民の信頼を得ることは到底できない。

10年前に初めて尾崎に出会ったときに抱いた、偉そうで尊大な印象は、いまでも変わらない。だが尾崎の取材を重ねるにつれて、実は従来の〝医師会スタンダード〟を覆そうとしていることを知った。政府の無策ぶりを真っ向から批判したのも、政権与党に目を付けられないよう気を遣ってきた従来の医師会幹部の言動からは、大きくかけ離れている。権益・利権主義のはびこった旧態依然とした医師会に、風穴を開けようともがいているようにみえた。

開業医に発熱患者の診察を促したのもそのひとつだ。だが、笛吹けど踊らず。なかなか理解が得られず、ジレンマに陥ったときもある。だが最終的には、多くの開業医の協力を取り付けることに成功した。3人の副会長の努力のたまものではあるが、尾崎は都医の精神的な支柱として最後までブレずに闘った。彼に医師会の権化のような印象を抱いていた私は、従来の医師会の不文律に抗う言動に大きなギャップを感じた。

この男をもっと知りたい。それがそもそもの私の動機だ。

声を荒げてばかりいる尾崎だが、振り返ると自分の立ち位置を冷静に分析しながら、判断を下してきたことがわかる。激しい言葉も、感情に任せて言い放っているわけではない。

第1回目の緊急事態宣言をなかなか発しようとしない政治家に対して、「現場に来い！」と吠えたのも、だれもが憚った若者への自粛要請を自分の言葉で何度も訴え続けたのも、弱腰の政府からメッセージが発信されないなかでの止むに止まれぬ選択だった。政府の沈黙や無責任さを喝破して、「ぼくが言わなければ」と心に決め、あえて火中の栗を拾ってきたのだ。その証拠に、私が書くのをためらうような辛辣《しんらつ》な政府批判も、自分の口から発した過激な言葉も、「書くな」と断られたことは一度もない。

コロナ禍では、官邸―専門家組織―国の行政―地方行政のラインが対策を担ってきた。本来であれば脇役である医師会を、表舞台に引っ張り上げたのが尾崎だ。対策はラインに任せ、医師会は大人しく見守って責任を回避する選択肢もあったはず。だが、尾崎はそれをしなかった。

その彼のマインドはどこからきているのか。

もちろん高校時代に、敬愛する祖父から「社会に役立つ人間になれ」と刷り込まれたこともある。兄ともども「反骨」の血筋もあるだろう。だがそれ以上に影響を与えた言葉がある。

「ノブレス・オブリージュ」

20年8月に、米国のハワイ大学医学部で教授をしている同級生の町淳二との対談「未来の医師への贈り物」が、YouTubeで配信されている。医師やそれを志す若者向けにつくられている番組だ。

尾崎はゲストとして招かれた番組のなかで、若い医療関係者に送る言葉として選んだのが、この「ノブレス・オブリージュ」だった。欧州の貴族ら社会的地位や財産を持つ人が、それゆえの義務を負うことを指している。尾崎は経済的には恵まれている自分たち医師も、なんらかの形で社会に貢献する義務があると番組のなかで説明している。少し上から目線の言葉だと私は感じるのだが、これを聞いたときに、尾崎のこれまでの言動の数々を、1本のくしで刺すことができた。

彼は自らに〝義務〟を課していたのだ。

都医師会長として、医師として何を最優先したのか。その答えがこの言葉に託されている。その「ノブレス・オブリージュ」の言葉をどこで知ったのか、尾崎に尋ねたことがある。

「『武士道』という本で知ったのが、初めてかな」

1899年に新渡戸稲造が著した英文の「武士道」を全訳（矢内原忠雄訳）した本が、1938年に岩波書店から発行されている。20年に106刷を迎えた超ロングセラーだ。

ページをくくりながら目指す言葉を探してみた。斜め読みをしながら3度も通してめくった。だが、見つからない。仕方なく尾崎に確認の電話をしてみた。

「ああ、あれは武士道じゃなかったかな」

大雑把な尾崎らしい記憶違いだ。

だが、たまたま開いたページを読んでいると、見つけた。

「『武士の掟』、すなわち武人階級の身分に伴う義務である」の「身分に伴う義務」のくだりにフリガナが付してある。

「ノーブレッス・オブリージュ」

あまりに小さい文字なので、老眼の私は見落としていたのだ。

さっそく尾﨑に報告する。

「ああ、あったの」で終わってしまった。

封建制にもとづく武士社会を礼賛するつもりはない。だが、「武士道」は日本人の心に脈々と受け継がれている道徳的な価値観であることは間違いない。そもそも武士道を論ずる書物に、なぜ騎士道に端を発する「ノブレス・オブリージュ」が出てくるのかも、よくわからない。きっと騎士道と相通じる部分もあるのだろう。本を読み進めていくと、武士道の根幹をなす「義」を実践するためには「勇」「仁」「礼」「誠」「忠義」など備えるべき必須条件が並べられている。

尾﨑の言動が武士道精神に則っていると言いたいわけではない。だが、パンデミックから都民の命を守るという「義」をなすために、批判覚悟で行動に出る「勇」や、人の道を心得た「仁」をもって臨むという点では、通じるものがあるのかもしれない。

権益・利権を最優先してきた日医の会長に、ノブレス・オブリージュを掲げる尾﨑が就任したとしたら、日医は変わるに違ないと、私は思う。名目だけの「国民のための医療」ではなく、国民に目を向けた組織になるだろう。

ただ、日医という魑魅魍魎の輩が跋扈《ばっこ》する組織で、利より義を、そしてノブレス・オブリージュの筋を通すのは並大抵ではない。日医という組織を長年にわたって取材してきた私にはわかる。

私は、尾﨑に「日医の会長を目指すべきです」と意見したことは、一度もない。代わりに、取材者として客観的な質問を何度も投げかけている。

「出馬する気はないんですか?」

「出馬したいと思ったことは?」

尾﨑が出馬しようと思えば、何度かチャンスはあった。

尾﨑が横倉に取り入っていれば、虎の威を借りた彼に出馬のチャンスが巡ってきていたかもしれない。だが、媚びへつらうことを最も嫌う尾﨑に、その選択肢はなかった。中川、さらに松本が会長になったことで、尾﨑の出番は限りなく小さくなる。

だが、彼に頂点を極める気がないわけではない。20年の役員選挙後に、条件を付したうえで意欲を見せたことがある。

「全国の医師会が、やはり尾﨑でないとダメだということになれば、考えないこともないが」

尾﨑の医師会改革を推す医師会幹部が結集すれば、出馬を考えるというのだ。

はたして尾﨑は、日医の頂点まで昇りつめるのか。

日医の常識は世間の非常識だと、私は思っている。世間の常識から大きく逸脱している日医だが、地方の医師会を訪ね歩いていると、尾崎と同じマインドを持っている会長は少なからずいることにかすかな希望を感じる。

尾崎が会長になるとすれば、それは医師会が変わるときなのだ。

あとがき

東京都医師会・尾﨑治夫会長への取材は、単独のインタビューだけでも40回以上に及んだ。電話による取材は約70回にもなる。これら膨大な取材テープを文字におこす作業に、3ヵ月近くかかってしまった。

尾﨑氏には、それだけ貴重な時間を割いていただいたことになるが、冗談交じりに「しつこい記者」と呼ばれることはあっても、本気で嫌な顔をされたことは一度もない。

尾﨑氏を英雄扱いする本にするつもりはなかった。そのことは彼にも伝えている。本書には本人が不本意と感じていることも盛り込んだつもりだ。にもかかわらず、最後まで私の取材や書く内容に口をはさむことはなかった。きっと何を書かれるか気になっていたに違いない。だが、それをおくびにも出さないのは、肝が据わっていることもあるが、尾﨑流のプライドでもあり、生き様なのだと、いまでは思う。

長期間の取材にもかかわらず、彼のすべてを理解できたとは思わない。だが、尾﨑氏が口にした言葉や表情が私のなかでいくつもの点として記憶に残り、それをたどることによって最後は一本の線でつなぐことができたのではないかと思う。そこに描かれたのが、私のなかの尾﨑像だ。

この3年間、尾﨑氏は私に対して心の奥底にある思いを吐露したことはほとんどなかった。様々な苦悩を抱えていたことは容易に想像がつく。コロナ禍での都民の健康を預かる立場としてのあるべき姿。日本医師会としてのあるべき姿。それらと現実とのギャップから生じる葛藤のなかで、彼は揺れながらも内に秘めた〝義〟と闘っていた。そして、それを支えたのが、ノブレス・オブリージュと、彼の拗《す》ね者としての反骨心だ。

尾﨑氏も人間だから、欠点はある。だが、最後まで個人の〝利〟を求めなかった。日医会長を目指す機会を得ながらも、権威主義に走らなかった。それが彼の真骨頂だと、私は思う。

取材で多くの関係者にお世話になった。にもかかわらず、敬称を略させていただいたのは心苦しい限りだ。お許し願いたい。

昨年来、体調を崩して原稿がなかなか進まなかった時期がある。それでも医薬経済社の担当者に一度も急かされたことがない。それがなにより、ありがたかった。お詫びと感謝の気持ちを伝えたい。

２０２２年2月吉日

参考文献

【書籍】
・「最悪の予感　パンデミックとの戦い」　マイケル・ルイス著　中山宥訳　早川書房
・「新型コロナ対応・民間臨時調査会　調査・検証報告書」アジア・パシフィック・イニシアティブ著　ディスカヴァー・トゥエンティワン
・「報道記録　新型コロナウイルス感染症」　読売新聞東京本社調査研究本部編
・「新型コロナからいのちを守れ！　理論疫学者・西浦博の挑戦」　中央公論新社
・「分水嶺　ドキュメント　コロナ対策専門家会議」　河合香織著　岩波書店
・「コロナとの死闘」　西村康稔著　幻冬舎
・「緊急提言　パンデミック」　ユヴァル・ノア・ハラリ著　柴田裕之訳　河出書房新社
・「イベルメクチン　新型コロナ治療の救世主になり得るのか」　大村智編著　河出新書
・「ひとりも死なせへん2」　長尾和宏著　ブックマン社
・「僕がPCR原理主義に反対する理由」　岩田健太郎　集英社インターナショナル新書
・「同調圧力　日本社会はなぜ息苦しいのか」　鴻上尚史・佐藤直樹著　講談社現代新書
・「新型コロナと向き合う「かかりつけ医」からの提言」　横倉義武　岩波新書
・「メルケル　世界一の宰相」　カティ・マートン著　倉田幸信・森嶋マリ訳　文藝春秋
・「武士道」　新渡戸稲造著（英文）　矢内原忠雄訳　岩波文庫
・「関ヶ原の闘い上中下」　司馬遼太郎　新潮文庫
・「関が原合戦全史」　渡邊大門著　草思社
・「葉隠」現代語訳　城島明彦　致知出版社
・「ノブレス・オブリージュ　イギリスの上流階級」　新井潤美　白水社
・「激動　日本左翼史」　池上彰、佐藤優　講談社現代新書
・「官邸は今日も間違える」　千正康裕　新潮新書
・「グレート・インフルエンザ」　ジョン・バリー　平澤正夫訳　共同通信社
・「日本の分断　私たちの民主主義の未来について」　三浦瑠麗　文春新書
・「WHOをゆく　感染症との闘いを超えて」　尾身茂　医学書院
・「『利他』とは何か」　伊藤亜紗編　集英社新書

【データ】
・東洋経済ONLINE　新型コロナウイルス国内感染の状況
・NHK特設サイト　新型コロナウイルス
・東京都ホームページ　都内の最新感染動向
・月刊「文藝春秋」

辰濃哲郎　ノンフィクション作家

慶応義塾大学法学部政治学科卒業後、81 年朝日新聞社にに入社。04 年退社後は、新型インフルエンザなど医療問題のほか、沖縄問題やメディア論、スポーツ取材も手がける。

著書に「マイナーの誇り上田・慶応の高校野球革命」（日刊スポーツ出版社）「歪んだ権威　密着ルポ　日本医師会　積怨と権力闘争の舞台裏（医薬経済社）「海の見える病院　語れなかった「雄勝」の真実」（医薬経済社）

揺らぐ反骨

尾崎治夫 東京都医師会長とコロナ

2023 年 3 月 28 日　初版発行
著　者　辰濃哲郎
発行者　藤田貴也
装　丁　佐々木秀明
発行所　株式会社医薬経済社
〒103-0023 東京都中央区日本橋本町 4-8-15
ネオカワイビル 8 階
電話 03-5204-9070　Fax 03-5204-9073
URL　http://Iyakukeizai.com
印刷所　モリモト印刷株式会社

ISBN 978-4-902968-75-0